SCORPIO

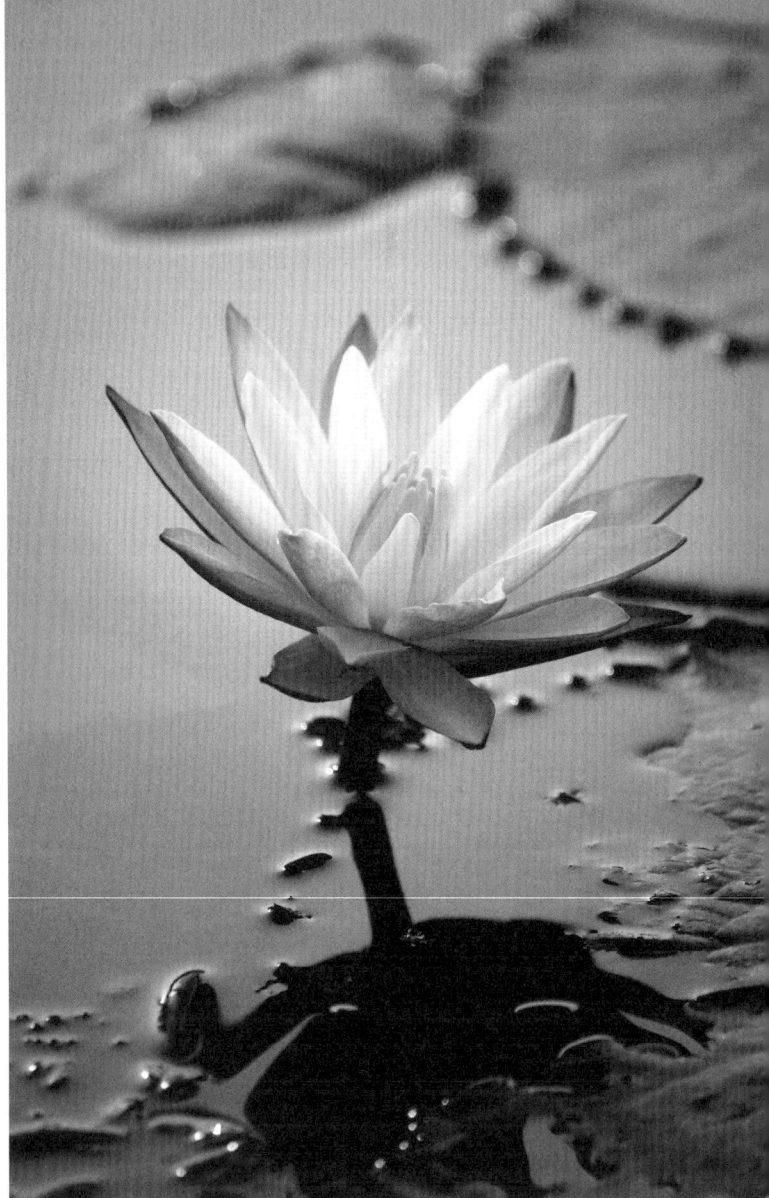

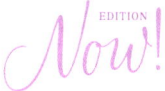

EDITION Now!

Karin Furtmeier

Yoga im Alltag

Beweglichkeit
und innere Balance
für jeden Tag

SCORPIO

Liebe Leserin, lieber Leser,

die Texte dieses Bandes entstammen Kapitel 2 aus dem Buch von Karin Furtmeier und Heike Mayer *NOW! Gelassen leben im Hier und Jetzt: Achtsamkeit, Yoga, Vertrauen ins Leben* (Scorpio Verlag).

In der 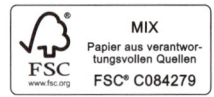 sind bisher erschienen

Achtsamkeit, Heike Mayer

Vertrauen ins Leben, Heike Mayer/Karin Furtmeier

Yoga im Alltag, Karin Furtmeier

FSC® — MIX — Papier aus verantwortungsvollen Quellen — FSC® C084279 — www.fsc.org

© 2016, 2018 Scorpio Verlag GmbH & Co. KG, München
Umschlaggestaltung: Hauptmann & Kompanie
Werbeagentur, Zürich
Umschlagmotiv: getty/AfricaImages
Bildnachweis: S. 119
Yoga-Illustrationen: Nina Rode, Berlin
Layout und Satz: Friederike Niemeyer, Hamburg
Druck und Bindung: Print Consult, München
Herstellung: Robert Gigler, München
ISBN 978-3-95803-150-0

www.scorpio-verlag.de

INHALT

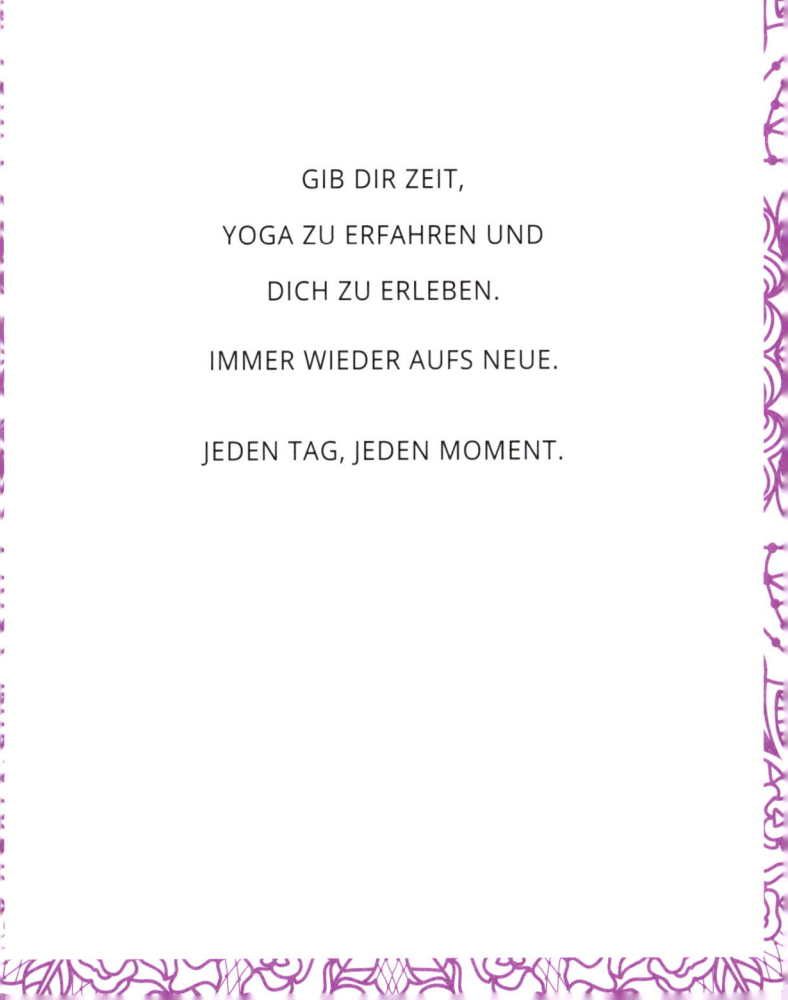

GIB DIR ZEIT,

YOGA ZU ERFAHREN UND

DICH ZU ERLEBEN.

IMMER WIEDER AUFS NEUE.

JEDEN TAG, JEDEN MOMENT.

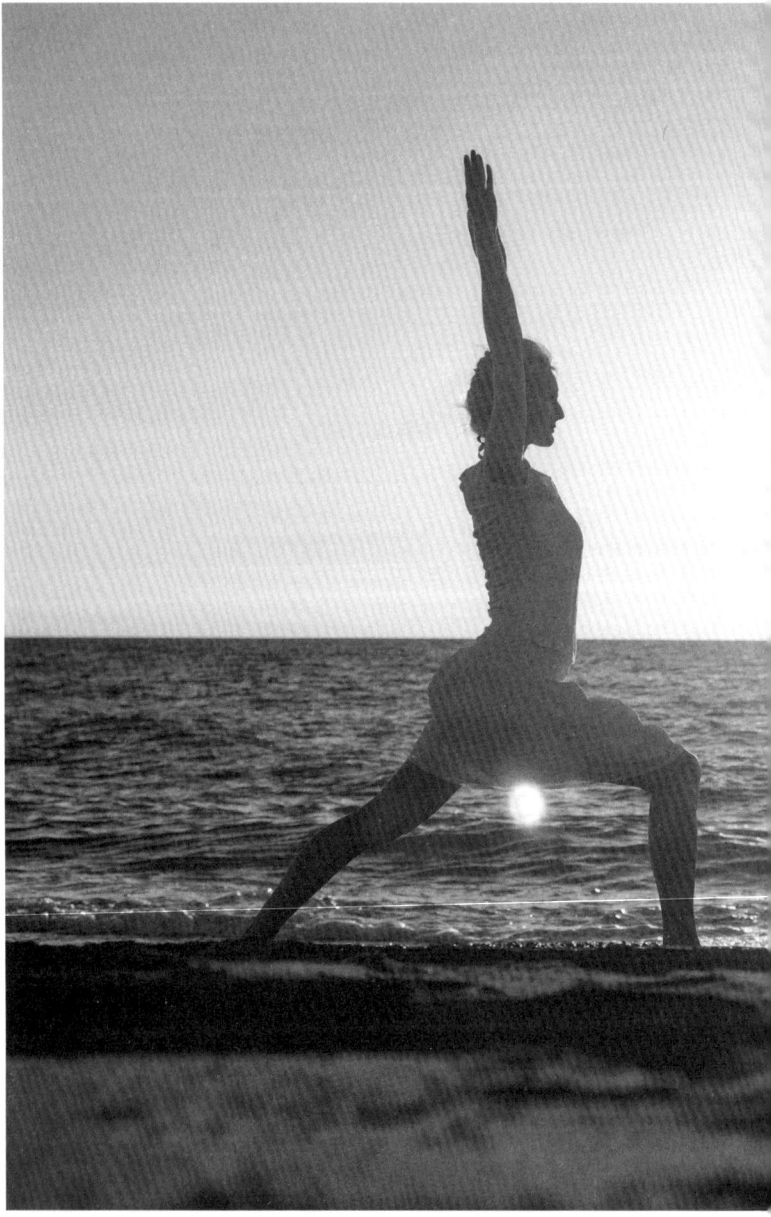

LEICHTER LEBEN MIT YOGA

Dieses Buch ist eine Einladung an dich, dir und deinem Körper etwas Gutes zu tun und dabei zu entdecken, dass Yoga weit mehr umfasst als bloß körperliche Bewegung.

Tatsächlich ist Yoga ein großes Geschenk für die Menschheit, und seine Philosophie beschäftigt sich mit dem menschlichen Dasein als Ganzes. Der Titel »Yoga im Alltag« ist daher mit Bedacht gewählt. Um dir zu zeigen, wie alltagsnah sich diese jahrtausendealte Weisheit in die

Neuzeit übertragen lässt, führt dich eine Protagonistin durch dieses Buch. Ihr Name ist Nina. Sie ist Anfang vierzig, beruflich sehr eingespannt und hat einen kleinen Hund namens Ashinka. Nina ist eine Frau wie du und ich: Wir begleiten sie durch typische Alltagssituationen, die es ihr nicht gerade leicht machen, positiv und entspannt im Hier und Jetzt zu sein, und die dir vermutlich vertraut sind. Nina ist körperlich, emotional und mental nicht immer im Gleichgewicht; ungesunde Verhaltensweisen und Gedankenspiralen beeinträchtigen manchmal ihre Lebensfreude.

An ihrem Beispiel zeige ich dir einfache und individuelle Yoga- oder Atemübungen, die helfen, mit solchen Situationen gut umzugehen. Für viele dieser Übungen brauchst du keine Yoga-Matte, Sportkleidung oder einen speziellen Ort. Du kannst sie auf deinem Bürostuhl machen, beim Spazieren oder genau in dem Moment, in dem du dir innere Balance, Klarheit und Stabilität wünschst.

YOGA MITTEN IM ALLTAG

Dieses Buch ist ebenso für Yoga-Neulinge wie für Fortgeschrittene geeignet. Du findest hier keine Yogaübungen, die auf hohe körperliche Fitness abzielen oder komplizierte Verrenkungen beinhalten. Vielmehr wirst du sehen, dass Yoga dir einen Weg eröffnet, um dich selbst besser kennenzulernen. Die Übungen sind alle von alltäglichen Situationen inspiriert und in dein tägliches Leben integrierbar. Du wirst merken, wie achtsames, bewusstes Wahrnehmen deines Körpers und deines Atems dir hilft, das Leben besser annehmen zu können. Ist dieser Schritt erst einmal getan, kann sich mit der Zeit eine gewisse Schwere, die sich oftmals in unserem Leben breitmacht, auflösen.

Im Laufe der letzten Jahre hat sich das Bild von Yoga stark verändert und Yoga ist in der Mitte der Gesellschaft angekommen. Immer mehr Menschen praktizieren Yogaübungen und auch Männer fühlen sich mehr und mehr angesprochen. Für mich als Yogalehrerin ist dies eine wunderbare Entwicklung – nicht weil ich dadurch potenziell mehr Schüler bekomme, sondern weil ich weiß, dass Yoga ein Weg zur Selbsterkenntnis sein kann.

Natürlich ist Yoga kein Allheilmittel. Dennoch bietet es uns unglaublich viele Möglichkeiten, uns und unser Leben besser zu verstehen. Individuelle Yogaübungen erlauben es, unsere eigenen Grenzen zu erkennen und langsam und achtsam zu verschieben. Yoga unterstützt uns dabei, uns für Aspekte zu öffnen, für die im Alltag oft zu wenig Zeit und Aufmerksamkeit bleiben. Es hilft, unseren Körper und Geist zu stärken und unserer Seele näherzukommen. Nach beinahe zwanzig Jahren Yoga kann ich sagen, dass ich seit vielen Jahren nicht mehr krank war. Mein Immunsystem ist stark und mein Geist entspannt – nicht immer, aber doch relativ oft. Es plagen mich selten Ängste oder das Gefühl, mit bestimmten Situationen nicht umgehen zu können. Ohne Yoga wäre ich sicher nicht da, wo ich jetzt bin. Es war und ist ein langer, schöner Weg, teilweise holprig und immer weiter fortdauernd.

FORMEN DER ANLEITUNG

Yoga kann präventiv und therapeutisch eingesetzt werden. Um sich Yoga gesund zu nähern, sollte man möglichst Yogastunden besuchen. Welche Yogastunde, welcher Yogalehrer für dich richtig ist, wirst du schnell herausfinden. Du solltest dich wohlfühlen und der Yogalehrer sollte individuell auf deine Bedürfnisse eingehen können und dich da abholen, wo du dich gerade befindest. Ein Buch oder eine DVD kann keinen guten Yogalehrer ersetzen, dir aber dennoch wichtige und hoffentlich inspirierende Impulse geben.

Wie oft du Yoga üben möchtest, ist ganz dir überlassen. Für viele Menschen ergibt sich eine natürliche Entwicklung. Am Anfang probierst du vielleicht einmal die Woche eine kleine Übung aus. Dann bekommst du Lust, wöchentlich in eine Yogastunde zu gehen. Vielleicht kaufst du dir bald eine Yogamatte und übst auch zu Hause mal für fünfzehn Minuten. Mit der Zeit wirst du feststellen, dass sich Yoga nicht mehr nur auf deiner Matte abspielt, sondern du ab und zu untertags an Aussagen deines Yogalehrers denkst, dich an Gelesenes erinnerst oder dich durch bewusstes Stehen oder eine Atemübung in den Moment und zu dir zurückbringst. Auch wenn die Übungen in diesem Buch alle sehr einfach sind, ist es dennoch ratsam, dich vorher möglichst immer ein wenig aufzuwärmen und zu mobilisieren. Die Übungen hierzu findest du auf Seite 79–88.

Ich wünsche dir viel Freude beim Entdecken deiner Welt des Yoga.

ZEIT ZU SCHLAFEN

Wieder einmal reißt der Gedankenstrom nicht ab. Es ist die fünfte Nacht in Folge, in der Nina nicht zur Ruhe kommt. Ihr Geist schlägt Kapriolen. Metaphorisch gesprochen, benimmt er sich wie ein Affe, der von einem Ast zum anderen springt. Es sind die Gedanken, die unstetig und ruhelos durcheinander rasen. Und zu diesem Gedankenrausch, der sich unaufhaltsam steigert, gesellt sich auch noch Unmut dazu. Unmut darüber, dass sie sich und ihre Gedanken nicht zähmen und kontrollieren kann. Und die Angst davor, morgen, an diesem besonderen Tag, nicht ausgeschlafen und somit nicht voll leistungsfähig zu sein. Kurzfristig wurde das Jahresmeeting in großer Runde einberufen. Die Präsentation dafür hat Nina zwar gut vorbereitet. Doch nun befürchtet sie, dass ihre Stimme aufgrund der enormen Nervosität wieder einmal versagt. Nina muss schlafen. Jetzt.

Sie wägt ihre Möglichkeiten ab, wie sie nun, kurz vor Mitternacht, sich und ihren Geist beruhigen kann. Es dauert eine ganze Weile, bis ihr plötzlich eine wunderbare Übung dafür einfällt. Vor einiger Zeit hat Nina mit Yoga begonnen. Ihre Yogalehrerin lässt sie manchmal eine leichte, aber zugleich sehr wirkungsvolle Atemübung ausführen. Und dabei erwähnte sie, dass diese unter anderem dazu beträgt, die Gedanken zu beruhigen, und ein hilfreiches Mittel ist, falls sich der Schlaf nicht einstellen möchte.

BEWUSSTE BAUCHATMUNG
Übung zur Beruhigung der Gedanken

- Bleibe im Bett liegen, entferne aber das Kissen am Kopfende. Nun liegst du ganz flach, gerne auch zugedeckt. Wenn du Rückenprobleme hast, lege ein Kissen unter deine Knie, das entlastet den unteren Rücken. Die Beine sind lang und entspannt, die Arme liegen seitlich neben deinem Körper.

- ‚Nimm nun einige tiefe und bewusste Atemzüge. Bislang brauchst du nichts weiter tun, als dich auf deinen Atem zu konzentrieren und ihn wahrzunehmen. Versuche nicht, deinen Atem zu beeinflussen. Genau da, wo er im Moment stattfindet, im Bauchraum oder im Brustkorb, ist es gut.

- Spüre deinen Atem und die Körperausdehnung für ein bis zwei Minuten. Danach legst du entspannt die rechte Hand auf deinen Bauch. Nun übe zwölf bewusste, tiefe und gleichmäßige Atemzüge in den Bauchraum. Nimm wahr, wie sich bei der Einatmung dein Bauch ausdehnt und sanft gegen die Handfläche drückt und bei der Ausatmung Hand und Bauch Richtung Matratze absinken. Forciere nichts, sondern lass den Atem natürlich in den Bauchraum fließen.

• Mit jeder Ausatmung sinkst du tiefer und tiefer ein. Alles wird ruhig.

• Nach zwölf bewussten Atemzügen legst du deine Hand wieder zurück auf die Matratze und spürst einen Moment nach. Dein Atem fließt frei und drucklos. Dann kannst du noch zwei weitere Runden üben. Wenn du merkst, dass du und deine Gedanken sich langsam beruhigen, lass alles los und gleite sanft in einen wohltuen- den Schlaf über.

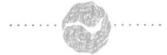

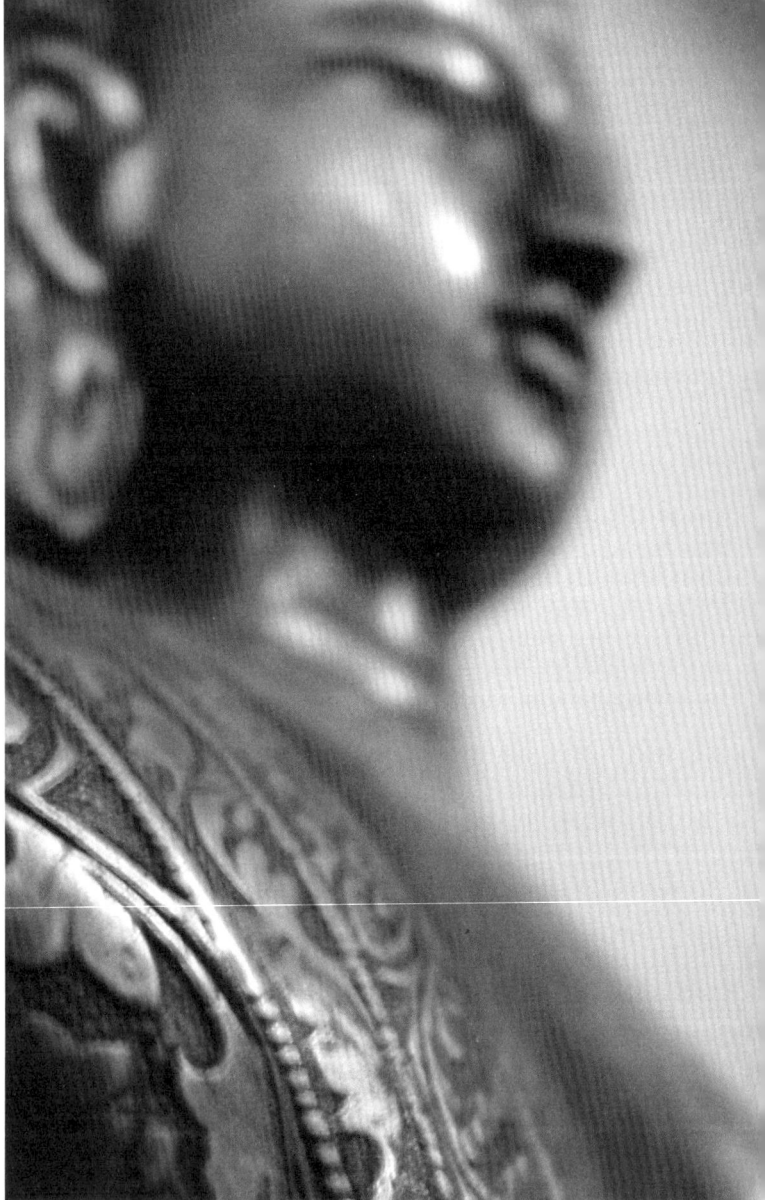

JE RUHIGER DEIN GEIST IST,
UMSO RUHIGER FLIESST DEIN ATEM

Unser Atem spiegelt unmittelbar den Zustand unseres Geistes wider. Beherrschen uns viele Gedanken und fühlen wir uns gestresst, atmen wir hektisch, kurz und flach. Sind wir jedoch entspannt und ohne Sorgen, fließt der Atem tief und gleichmäßig.

Im Yoga legen wir besonderen Wert auf die Führung des Atems, da er nicht nur Träger von prana, der feinstofflichen Lebensenergie, ist, sondern uns Yoga auch deutlicher erleben und erspüren lässt. Durch das gezielte Lenken unseres Atems führen wir die Yogaübungen, auch asanas genannt, bewusst und achtsam aus, was uns hilft, im Jetzt zu sein.

Jedem Menschen wohnt ein unerschöpfliches Potenzial an prana inne. Wenn wir gesund und ausgeglichen leben, kann prana frei durch unseren Körper fließen. Die Ausstrahlung, der Ausdruck und das Tun eines ausgeglichenen Menschen sind positiv und angenehm spürbar.

Sobald wir uns körperlich, geistig oder auch seelisch verspannen, wird der Fluss dieser Lebensenergie unterbrochen. Plagen uns Sorgen oder Ängste, kann dies unser natürliches prana verringern, Blockaden bilden sich. Das Leben wird schwerer, unser Zustand unruhig und unausgeglichen. Die Folge können Stress, Unwohlsein, Depressionen oder auch schwerere körperliche Dysbalancen sein, die oftmals in Form einer Krankheit erscheinen. Durch das bewusste Praktizieren von Yoga und die Lenkung unseres Atems können wir unseren Geist beruhigen und Blockaden lösen. Nach einer gewissen Zeit können wir sogar wahrnehmen, wie prana durch unseren Körper fließt. Als fortgeschrittene Yogis ist es uns zudem möglich, nicht nur prana zum Fließen zu bringen, sondern auch die Lebensenergie sukzessive zu steigern. Dies ist allerdings ein langer Prozess. Mit einem gezielten und bewussten Yogaunterricht kann man vielleicht nicht komplett gesunden, aber mit Sicherheit Blockaden erkennen und Beschwerden lindern, sodass ein leichteres Leben möglich ist.

Genau das ist Yoga:
das bewusste Wahrnehmen
unseres Körpers und
das Beruhigen unserer Gedanken.
In jedem Moment.

Das Yoga Sutra gilt als »Leitfaden des Yoga« und erklärt in hundertneunundfünfzig Aphorismen (Sanskrit-Versen) anhand von lebensnahen Situationen die Philosophie und Komplexität des Yoga. Es wurde vor etwa zweitausend Jahren von dem indischen Gelehrten Patanjali verfasst. Das Yoga Sutra beschäftigt sich intensiv mit der menschlichen Psyche und gibt uns mittels des achtgliedrigen Yogapfades Hilfestellungen, um ungesunde Verhaltensweisen und Probleme zu erkennen und gegebenenfalls zu lösen.

»YOGA IST JENER INNERE ZUSTAND,

IN DEM DIE SEELISCH-GEISTIGEN

VORGÄNGE ZUR RUHE KOMMEN.

EINHEIT BESTEHT,

WENN ALLE GEFÜHLE UND GEDANKEN

ZUEINANDER FINDEN.«

Yoga Sutra 1-2:

Yogas-citta-vrtti-nirodhah

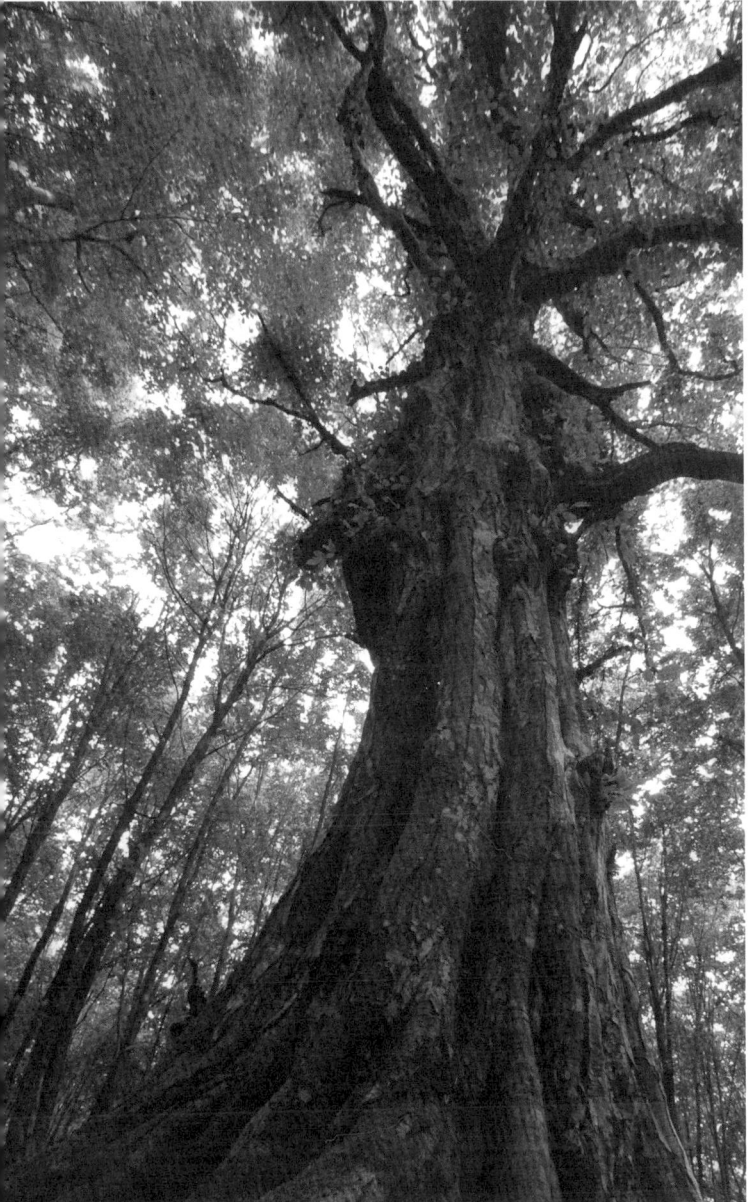

EIN NEUER TAG BEGINNT

Langsam wird Nina wach und spürt, wie das Leben zurückkommt. Sie hat so gut geschlafen wie schon lange nicht mehr. Die Atemübung hat offensichtlich nachhaltig gewirkt. Ein Blick auf den Wecker, ups, schon halb neun. Um 9.30 Uhr ist das Meeting angesetzt. Sie springt aus dem Bett und fällt beinahe in den Hundekorb. Jetzt geht alles ganz schnell. Interessanterweise ist Nina einigermaßen gefasst, obwohl sie verschlafen hat. Normalerweise würde sie vor lauter Hektik und fehlender Konzentration nichts auf die Reihe bekommen. In zwanzig Minuten ist sie fertig, packt den Hund ein und verlässt das Haus. Alles geht ihr leicht von der Hand.

Als Nina in den großen Besprechungsraum kommt, sind die meisten Kollegen bereits anwesend. Dann betritt der Vorstand den Raum und langsam, aber unaufhörlich macht sich in ihr Nervosität breit. Nina merkt, wie ihr der Schweiß ausbricht und es ihr den Brustkorb bis hin zum Kehlkopf zuschnürt. Bitte nicht heute, nicht jetzt. Immer, wenn sie Lampenfieber hat, bleibt ihr die Stimme weg. Doch es lässt sich nicht mehr aufhalten.

Sie braucht dringend einen Weg, um sich zu erden und zu zentrieren.

TADASANA – DIE BERGHALTUNG

Stillstehen auf einem stabilen Fundament

Oft wollen wir schwierige Gefühle aufhalten. Sinnvoller, als gegen etwas anzukämpfen, ist es, innezuhalten – stillzustehen.

• Nimm dir einen Moment Zeit, um dich bewusst zu erden. Setze ganz achtsam deine Füße auf, einen nach dem anderen. Die großen Zehen berühren sich, die Fersen sind leicht auseinander gedreht.

• Der Oberkörper ist aufgerichtet, das Brustbein zeigt leicht diagonal nach oben, die Hände drehen nach außen. Die Finger sind gespreizt und lang, aber nicht verspannt.

• Nun atme tief ein und lange aus. Mit jeder Ausatmung verankerst du dich mehr und mehr im Boden. Die Erde trägt dich und bildet dein

Fundament. Du kannst dir einen Baum vorstellen, mit langen, großen, tief versunkenen Wurzeln. Ein weit verzweigtes Wurzelgeflecht, das sich tief hinunter in die Erde gräbt. Visualisiere einen Baum oder einen Berg, der sich allen Naturgewalten unerschütterlich und stabil entgegenstellt.

• Dieses Bild kannst du auch für dein Sein und für dein Tun annehmen. Sobald du gut verwurzelt bist, kannst du deine Lebenssituationen gefasst annehmen.

• Du stehst nun in tadasana – der Berghaltung.

Das bewusste Stehen auf einem stabilen Fundament bringt dich zurück in den Augenblick.

»JE STILLER

DU WIRST,

DESTO MEHR

HÖRST DU.«

Ram Dass

UJJAYI-ATMUNG

Lausche dem beruhigenden
ozeanischen Rauschen

Die Ujjayi-Atmung (sprich: Udschei) reinigt
unter anderem einen Teil der Atemwege sowie
unseren Hals beziehungsweise den Kehlkopf.
Dort befindet sich das Zentrum unseres Aus-
drucks. Die Kommunikation, sowohl verbal als
auch nonverbal, ebenso nach außen wie nach
innen, ist dort angesiedelt. Falls du Enge in
diesem Bereich feststellst, besinne dich auf diese
befreiende Atemübung. Sie verleiht dir Klarheit
und Reinheit auf körperlicher wie geistiger
Ebene.

• Finde einen bequemen, aufrechten Sitz und
schließe deine Augen.

• Bringe die rechte Hand vor den Mund, atme
durch den Mund ein und hauche mit entspannt

geöffnetem Mund sanft aus. Zu hören ist ein leichtes »haaa«, das einem sanften Rauschen nahekommt. Dies erreichst du, indem du die Stimmritze leicht verschließt. Im Geiste kannst du visualisieren, wie du einen Spiegel anhauchst und dieser beschlägt. Versuche einige Male, diesen rauschenden Ton zu erzeugen. Wenn du zu röcheln oder zu »schnarchen« beginnst, dann verschließt du die Stimmritze zu sehr.

• Nach einer Weile schließe deinen Mund und versuche, das Rauschen mit geschlossenem Mund zu erzeugen – sowohl bei der Ein- als auch bei der Ausatmung. Übe sanft und druck-los, damit der Atem zwar konzentriert, dennoch frei und ohne Spannung fließen kann.

• Du wirst wahrnehmen, wie sich der Atem und die Gedanken verändern. In der Ausübung von Ujjayi sind wir vollkommen auf uns kon-zentriert. Wir sind eins mit dem Moment.

- Praktiziere diese Atemübung anfangs nicht zu lange, zwei bis drei Minuten reichen vollkommen. Nach einer Weile kannst du die Übungsdauer ausdehnen und mit der Zeit die Ujjayi-Atmung auch in deiner asana-Praxis anwenden.

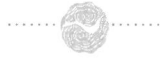

Nina geht kurz nach draußen und führt in der Tadasana-Haltung für einige Minuten die Ujjayi-Atmung aus. Zuvor war sie nervös und hatte Angst, die Präsentation nicht gut bewältigen zu können. Nun geht sie gestärkt, aufrecht und ruhig zurück in den Besprechungsraum. Als sie zu sprechen beginnt, ist ihre Stimme klar und die Präsentation ein voller Erfolg.

Mit der Ujjayi-Atmung erweitern wir sukzessive die Lungenkapazität und schaffen mehr Raum für den Atem. Psychologisch betrachtet beruhigen wir unseren Geist.

Diese Atemtechnik in den Tagesablauf mit einzubauen hilft dir, dich wieder in den Moment zu bringen und dich und deinen Atem bewusst wahrzunehmen.

Du kannst sie beispielsweise im Büro auf dem Stuhl sitzend üben, um den Blick vom Computer zu lösen. Vielleicht schließt du einen Moment die Augen oder schaust aus dem Fenster. Je nachdem, ob du dir ein Zimmer mit Kollegen teilst oder gerade allein bist, kannst du die Lautstärke des Rauschens variieren. Auch sehr leise ausgeführt ist die Ujjayi-Atmung wirksam. Eine andere gute Gelegenheit: beim Autofahren, wenn du im Stau stehst oder es mal wieder zu langsam vorangeht. Umso schöner ist es, deinen Atem frei fließen zu hören und dich ganz auf dich zu besinnen.

DEN ATEM BEWUSST ERLEBEN

Die Beobachtung deines Atems kannst du dir während des gesamten Tages immer einmal wieder vornehmen. Wenn wir uns ausgeliefert oder eingeengt fühlen, kann es heilsam sein, einen Moment aus dieser Situation herauszutreten und uns unseres Atems bewusst zu werden. Gehe wenn möglich ein paar Schritte, entferne dich vom Geschehen, und nimm ein paar ruhige, gleichmäßige Atemzüge. Erlaube dir einen Moment der Ruhe und der Besinnung. Du wirst feststellen, dass dieses einfache Mittel einen überraschend starken Effekt hat. Du zentrierst dich und bringst dich bewusst wieder zurück ins Hier und Jetzt.

GEFANGEN IN DER GEDANKENSPIRALE

Der heutige Tag läuft vollkommen aus dem Ruder. Bereits beim Betreten des Büros hört Nina ihren Chef lauthals telefonieren. Schon wieder ist eine Lieferung zu spät beim Kunden angekommen. Der hat sich sofort beim Abteilungsleiter, Ninas Chef, beschwert und droht mit Auftragsentzug. Nina weiß genau, was passiert ist. Anfang der Woche, als der Auftrag nachmittags reinkam, hatte sie die Bearbeitung auf den nächsten Tag verschoben. Sie wollte doch, zumindest diesmal, früh aus dem Büro, um rechtzeitig bei der Theateraufführung ihres Patenkinds zu sein.

Und schon beginnt sich aus dieser einen Situation – der Streit am Telefon, der zornige Kunde und die voraussichtlich daraus folgende Rüge vom Chef – ein unschöner Gedanke zu manifestieren. Aus diesem einen Gedanken wird eine Spirale, die sich bis ins Unendliche ziehen kann. Nina spürt einen heftigen Druck in der Herzgegend und hat das Gefühl, dass ihr sogar das Atmen schwerer fällt. Sorgen kreisen in ihrem Kopf und lassen sie nicht mehr los. Sie fühlt sich auf einmal absolut überfordert und kann sich nicht mehr auf die Arbeit konzentrieren.

WAS GESCHIEHT, WENN WIR UNS EINEM GEDANKEN HINGEBEN UND IHN NICHT MEHR LOSLASSEN KÖNNEN?

Unser Verstand fügt diesem Gedanken vergangene Erlebnisse, Erfahrungen, Wünsche, Sehnsüchte, Rechtfertigungen, Beschuldigungen, Ausflüchte, Entschuldigungen und noch so vieles mehr hinzu. Dies bedeutet, dass wir mit der Zeit einen immer verschwommeneren Eindruck der Ursprungssituation oder des ursprünglichen Gedankens bekommen beziehungsweise selbst kreieren. Und plötzlich fühlen wir uns ausgeliefert, als Opfer, und unfähig, den Gedanken loszulassen. Die Situation entwickelt eine enorme Eigendynamik und bringt uns ins Schwanken. Manchmal zieht es uns gar den Boden unter den Füßen weg. Wir werden schwer, unsicher, unfähig zu handeln.

WIESO KÖNNEN WIR NICHT EINFACH DIE SITUATION ALS DAS BETRACHTEN, WAS SIE IST?

Etwas ist schiefgelaufen und nun versuchen wir, das Ganze nach bestem Wissen und Gewissen geradezurücken. Mehr ist es eigentlich nicht.

Es wird erst dann überdimensional, wenn sich ein Gedankenstrom entfaltet und ein Eigenleben beginnt. Denn dann geschieht Folgendes:

Die Gedanken lenken unser Tun
und unser Sein.

Eine Studie besagt, dass wir am Tag in etwa
60.000 Gedanken fassen. Davon sind leider über
zwei Drittel bedeutungslos, negativ oder gar
destruktiv. Nicht selten entstehen daraus Druck,
Sorgen und im schlimmsten Falle gar Ängste.
Oftmals haben wir eine gewisse Erwartung an
eine Situation geknüpft und diese trifft mal
wieder so nicht ein. Und schon stellen wir alles
in Frage, am meisten uns selbst. Wir entfernen
uns vom realen gegenwärtigen Geschehen und
sinken tiefer und tiefer in unser eigenes Kopf-
kino – welches häufig sowohl uns wie anderen
Menschen gegenüber eher negativ eingefärbt ist.

WAS KANN ICH TUN, UM AUS SOLCHEN
GEDANKENKREISLÄUFEN HERAUSZUKOMMEN?

Unser Geist ist äußerst subtil und lässt sich nicht
durch Willenskraft kontrollieren. Im Gegenteil,
durch Kontrollversuche oder Druck vermehrt

sich oftmals der Gedankenstrom. Durch das fortwährende Praktizieren von Yoga und Meditation kannst du die Beruhigung des Geistes erreichen. Dies führt dich zu einem tiefen und klaren Erkennen des Selbst, was man auch als Spiritualität bezeichnen könnte.

Der Weg zum Yoga verläuft oftmals über den Körper. Doch durch das Wahrnehmen und Annehmen des Körpers lernen wir zugleich, unseren Geist besser zu verstehen.

Auch nehmen wir dabei unsere Grenzen wahr, sei es in einer asana (Yogaübung) oder wenn wir intensiv pranayama (Atemübungen) praktizieren. Jeder Tag eines Yogi beginnt in einem neutralen Zustand, im Jetzt. Es gibt keine Vergangenheit und keine Zukunft. Wir üben uns darin, nie mit einer Erwartung auf die Matte zu gehen. Als Yogi versuchen wir, immer genau in diesem Moment zu sein und aufs Neue zu empfinden, was uns unser Körper oder Geist gerade zeigt. So kann es sein, dass ich am Vortag leicht und entspannt in einer Vorwärtsbeuge verweilen konnte, doch heute geht es schwer, denn die Dehnbarkeit in meinem unteren Rücken ist aus bestimmten Gründen eingeschränkt. Nun gilt es zu erkennen, warum dies gerade so ist. Häufig wird sichtbar, dass sich Gedanken oder Gefühle in Form von Blockaden im Körper zeigen. Durch Yoga wollen wir lernen, diese Blockaden zu lösen und unsere Grenzen sanft und langsam zu verschieben.

WIE KANN MIR YOGA DABEI HELFEN, MICH UND DIE AKTIVITÄT MEINES GEISTES BESSER ZU VERSTEHEN?

Yoga ist Wissen über das menschliche Wesen und kann uns durch stetes Üben und die damit einhergehende Beruhigung der Gedanken Erkenntnisse eröffnen, die einen klareren Blick auf uns und die Welt ermöglichen.

Immer dann, wenn die geistigen Aktivitäten nicht im Gleichgewicht sind, verfärben sie unsere Erkenntnisse und unsere Wahrnehmung. Wenn wir beispielsweise jemandem zuhören, werden wir davon beeinflusst, was wir über ihn denken oder ob das Gesagte irgendwelche Assoziationen in uns hervorruft. Sobald dies geschieht, sind wir von der eigentlichen Unterhaltung abgelenkt und bilden unsere eigenen Gedanken, was ein unvoreingenommenes Zuhören nicht mehr möglich macht. Oder wir befinden uns in einer Situation, die wir so nicht gewollt haben, und unser Geist beginnt, rege zu werden. Er fügt der Situation Wunschdenken, Hoffnungen, Erwartungen, Erfahrungen, Erlebnisse etc. hinzu. Es entsteht ein innerer Konflikt zwischen dem, was sich gerade ereignet (und uns nicht gefällt), und dem, was sich in unserem Kopf abspielt (darüber, wie wir es gerne hätten). Die Folge sind oft negative Emotionen wie Wut, Trauer, Aggression, Unwohlsein oder das Gefühl des Ausgeliefertseins. Ein unaufhaltsamer Gedankenkreislauf beginnt und kreiert Stress und unschöne Emotionen. Dies kann physische oder psychische Symptome auslösen wie etwa Magen-

schmerzen, erhöhten Blutdruck, Sodbrennen, Gereiztheit, Energieverlust, Überempfindlichkeit, Kopfschmerzen, Verspannungen jeglicher Art, Schlafstörungen und vieles mehr.
Im schlimmsten Falle entwickeln sich sogar chronische Krankheiten.

Sobald Gedanken auftauchen,
geht das Jetzt verloren.

BRAHMARI PRANAYAMA

Den Geist beruhigen

Brahmari ist das Sanskrit-Wort für das Geräusch einer Biene. Bei dieser Übung erzeugst du einen Ton, welcher dem Summen einer Biene gleicht. Brahmari hat viele verschiedene Wirkungen. Unter anderem wird sie in der Yogatherapie auch gegen Schnarchen empfohlen. Zudem lindert sie Heiserkeit, Reizhusten und vermindert die Infektanfälligkeit.

• Sitze mit aufgerichteter Wirbelsäule auf einem Stuhl oder auf deiner Yogamatte (gerne auch erhöht auf einem Kissen). Beide Hände liegen entspannt auf deinen Oberschenkeln. Bringe dich mit ein paar bewussten Atemzügen in diesen Moment.

• Mund und Augen sind sanft geschlossen. Atme tief ein und mit der Ausatmung erzeugst

du einen gleichbleibenden »Bienen-Ton«.
Du nimmst dein eigenes Summen wahr.
Die Tonlage ist dabei nicht ausschlaggebend.
Wichtig ist es, den Ton so gleichmäßig und
lange wie möglich zu halten.

• Übe nicht mit zu viel Druck und lasse den
Ton mit dem Ende deiner Ausatmung sanft
ausklingen. Gerne kannst du diese Übung, die
hervorragend zur Beruhigung des Geistes
beiträgt, mehrere Male wiederholen.

• Gib dir genügend Zeit, im Anschluss eine
Weile in der Stille zu sitzen.

Auf spiritueller Ebene treten wir ein in den
Raum des Klanges: Von außen ertönt der Klang,
doch mit der Zeit können wir vielleicht auch
den inneren Klang des Lebens wahrnehmen.

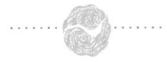

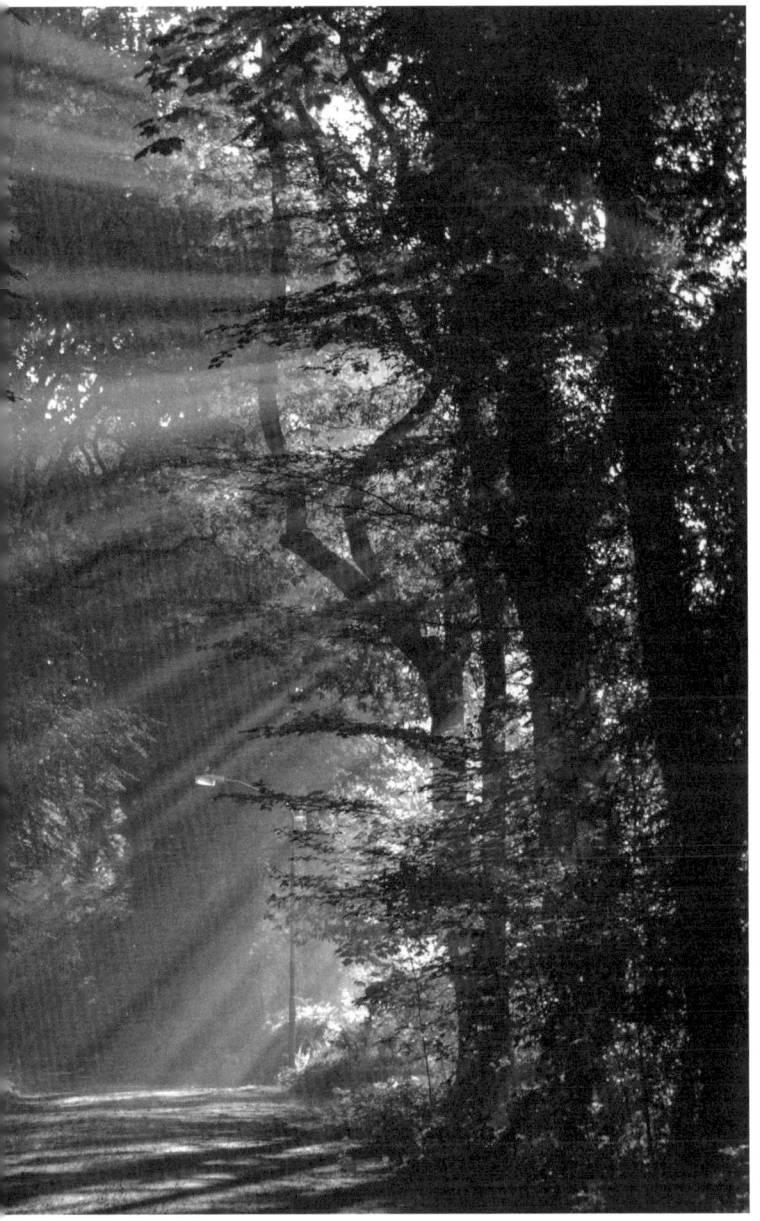

WIEDER BODEN UNTER DEN FÜSSEN

Nina merkt, dass heute Sand im Getriebe ist. Ständig fallen ihr Dinge aus der Hand und dann klemmt sie sich auch noch den Finger in der Türe ein.

»Das wird schon wieder«, versucht sie sich zu beruhigen. Aber es wird nicht besser. Den ganzen Tag hat Nina ein unangenehmes Gefühl in der Magengegend und fühlt sich durch alles und jeden verunsichert. Es genügt ein bestimmter Blick ihres Gegenübers oder eine flapsige Bemerkung und schon ist sie irritiert oder fühlt sich angegriffen. Und ganz schnell rauscht ihr

Selbstwertgefühl in die Tiefe. Unsicherheit und Unwohlsein machen sich mehr und mehr breit. Es ist einer dieser Tage, an denen sie mit sich selbst nicht zurechtkommt, Zweifel an sich und ihrer Person hat. Alles ist ihr zu viel und sie traut sich nichts zu. Sie stellt sich sogar so weit in Frage, dass sie nicht mehr weiß, ob sie ihren Job gut macht und ob sie so, wie sie ist, in Ordnung ist. Manchmal hat sie buchstäblich das Gefühl, jemand zieht ihr den Boden unter den Füßen weg.

STEHHALTUNGEN

Stehhaltungen bringen uns Stabilität und Sicherheit. In der heutigen Zeit haben viele von uns den Bezug zum Körper verloren und es fällt uns schwer, diesen zu spüren. Bei den stehenden Yogaübungen bietet sich eine wunderbare Möglichkeit, den Körper ganzheitlich wahrzunehmen. Wenn wir tief verwurzelt sind und eine stabile Basis schaffen, können wir innerlich reifen und wachsen. Dies gibt uns ein Gefühl der Verbundenheit.

Stehhaltungen helfen dir im Alltag, die aktuelle Situation ruhig zu betrachten und anzunehmen. Du bildest dein eigenes Fundament und stehst mit beiden Beinen stabil auf dem Boden. Du bist im Hier und Jetzt und erfährst eine strahlende Präsenz. Du kannst zugleich Kraft und Wohlgefühl wahrnehmen. Dies schafft Vertrauen in dich und die Zuversicht, anderen vertrauen zu können. Aus diesem Zustand heraus kannst du dem Leben mit mehr Gelassenheit entgegentreten.

ZUR VERTIEFUNG

Das Yoga Sutra Kapitel I beschäftigt sich vorwiegend mit der Psyche des Menschen, dessen Verhaltensweisen und den Problemen, die daraus entstehen können. Es kann uns beim Verstehen unserer Persönlichkeit eine große Stütze und Hilfe sein. Im Kapitel I: Samadhi Pada – Theorie des Geistes – können wir Anregungen und gegebenenfalls auch Antworten finden.

YOGA HILFT,

UNS ZU ERDEN,

WAHRZUNEHMEN

UND

ANZUNEHMEN.

VIRABHADRASANA II – DER HELD

Wecke die Kraft des Helden in dir

- Komme zum Stehen an den Mattenanfang und nimm einige tiefe, bewusste Atemzüge, um dich hier einzufinden.

- Bringe das linke Bein mit einem weiten Ausfallschritt nach hinten, der rechte Fuß bleibt nach vorne ausgerichtet. Der linke, hintere Fuß ist leicht eingedreht. Der Oberkörper ist seitlich gedreht und deine Hüften sind weit geöffnet und bleiben auch so. Belaste so gut es geht die Außenkante des hinteren Fußes, das gibt dir Stabilität.

- Mit der nächsten Einatmung bringe beide Arme gestreckt über die Seiten bis auf Schulterhöhe, mit der Ausatmung Schultern entspannen. Die Finger sind lang, der Rumpf bleibt aufrecht über dem Becken.

- Tief einatmen und mit der nächsten Ausatmung vorderes Bein anwinkeln. Verlagere dein Gewicht nur so weit mit nach vorne, dass der Oberkörper weiterhin gerade aufgerichtet über dem Becken bleibt. Die Arme bleiben auf Schulterhöhe, die Schultern sind entspannt. Wenn du stabil stehst, wende deinen Blick über die vordere Hand – stark und kraftvoll wie ein Held.

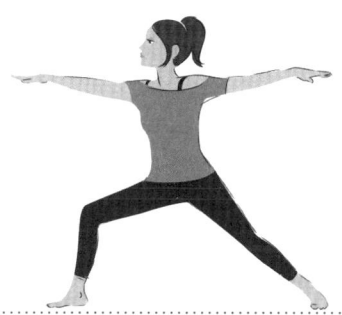

Es ist nicht wichtig, so tief wie möglich in diese Stellung zu gehen oder sie so lang wie möglich zu halten. Entscheidend ist es, stabil zu stehen und dich bewusst wahrzunehmen.

- Bleibe für einige Atemzüge, dann löse virabhadrasana II langsam auf. Bringe das linke Bein nach vorne zum rechten und spüre ein wenig nach, bevor du die andere Seite achtsam übst.

- Wenn du intensiver praktizieren möchtest, gehe mit der nächsten Ausatmung tiefer, sodass der vordere Oberschenkel in etwa parallel zum Boden ist.

- Achtung: Das vordere Knie darf nicht über den 90°-Winkel kommen (das Knie schaut nicht über die Zehen hinaus) und auch nicht nach innen geneigt werden, um das Kniegelenk nicht zu stark zu belasten. Wer zum Hohlkreuz tendiert, sollte zum Ausgleich das Schambein leicht nach oben ziehen.

»WILLST DU WISSEN,

WER DU WARST,

SO SCHAU, WER DU BIST.

WILLST DU WISSEN,

WAS DU SEIN WIRST,

SO SCHAU, WAS DU TUST.«

Gautama Buddha

HASTA TADASANA – BERGVARIANTE
Der Held in dir öffnet sein Herz

- Komme wieder am Mattenanfang zum Stehen. Deine Beine sind hüftbreit geöffnet. Nimm einige tiefe, lange Atemzüge und verbinde dich mit dem Boden. Du stehst stabil und sicher geerdet.

- Mit der Einatmung bringe nun beide Arme gestreckt über vorne nach oben und öffne diese mehr als schulterbreit. Versuche, langsam die Arme noch weiter nach hinten zu bringen, Richtung Ohren oder gar hinter die Ohren, ohne die Schultern nach oben zu ziehen. Nun bist du schon in einer leichten Rückbeuge.

- Der Brustkorb und dein Herz weiten und öffnen sich. Mit Liebe und Vertrauen begegnest du den Situationen, die dir das Leben bietet. Wenn du dich sicher und stabil fühlst, richte den Blick nach oben in Richtung Himmel. Tief und gleichmäßig atmen. Bleibe für einige Atemzüge in hasta tadasana.

• Mit der nächsten Einatmung löse die Übung langsam auf, indem du die Arme zuerst aus der leichten Rückbeuge wieder gerade über den Kopf bringst, den Oberkörper aufrichtest und mit der Ausatmung die Arme schließlich zur Seite absenkst. Schließe die Augen und spüre nach.

> Mit geöffnetem Herzen stehst du stabil und gelassen wie ein Berg.

INS GLEICHGEWICHT KOMMEN

Balancehaltungen zeigen uns, in welchem Zustand sich unser Geist befindet. Sind wir entspannt und ausgeglichen, lassen sich diese Übungen leichter praktizieren. Fühlen wir uns unruhig, gestresst und überladen, wird es schwer sein, eine Gleichgewichtsübung ruhig und bewusst auszuführen. Gerade am Abend, wenn sich unsere Gedanken anhäufen und wir von den Ereignissen des Tages überflutet sind, stellen Balancehaltungen ein gutes, wenn auch kein leichtes Hilfsmittel dar, die Gedanken

loszulassen und sich auf das Jetzt zu fokussie-
ren. Nach der folgenden ausgleichenden Atemübung und einer Stehhaltung, die dich erdet,
kannst du stabil, sicher und fokussiert die später
folgenden Balanceübungen ausführen.

NADI SHODHANA

Um sich mental auf Gleichgewichtsübungen
vorzubereiten, gibt es eine wunderbare Atemübung, die unter anderem die beiden Gehirn-
hälften harmonisiert und zugleich hilft, den
Gedankenstrom zu lindern: nadi shodhana, die
Wechselatmung.
Häufig reagieren wir im Alltag impulsiv und
äußerst emotional oder aber streng sachlich und
beinahe teilnahmslos. Beides in einer extremen
Ausprägung kann auf Dauer nicht gesund sein.
Entweder unterdrücken wir dabei ein Gefühl
oder eine Reaktion oder wir werden von
unseren Emotionen und Impulsen so überflutet,
dass wir unser Gleichgewicht verlieren. Im Yoga
lernen wir durch Balance- oder/und Atemübun-

gen, dieses Missverhältnis auszugleichen und eine Harmonie der beiden Gehirn- und Körperhälften herzustellen. Nadi shodhana, die Wechselatmung, die durch das abwechselnde Verschließen eines Nasenlochs erreicht wird, ist dafür ein tiefgehendes Mittel.

Der rechte Nasengang ist der Sonne zugeordnet und steht für den Intellekt und die männliche Energie. Außerdem repräsentiert er Wärme und Aktivität. Der linke Nasengang wird dem Mond zugeschrieben. Er steht für Ruhe und Kühle sowie die weibliche Energie. Der Mond versinnbildlicht die Reflexion, was wiederum eine Innenschau ermöglicht. Nadi shodhana (auch anuloma viloma genannt) verbindet die rechte und linke Körper- und Gehirnhälfte und wirkt harmonisierend. Diese Atemübung steigert zugleich unsere Konzentrationsfähigkeit und Wachsamkeit, was uns ins Jetzt bringt. Sie beruhigt die Nerven und bringt Ruhe in unsere Gedanken. Dies kann uns auf dem Weg der Spiritualität zu tieferer Einsicht führen.

Den alten indischen Yogatexten zufolge
ist nadi shodhana
die wichtigste aller Atemübungen,
da wir durch sie
in eine metaphysische Ebene
eintauchen.

NADI SHODHANA – DIE WECHSELATMUNG
Harmonisierung von rechter und linker
Gehirnhälfte

• Finde einen bequemen Sitz, in dem du ein
paar Minuten verweilen kannst. Beide Hände
liegen auf den Knien und befinden sich in chin-
Mudra (Zeigefinger und Daumen berühren sich
sanft, somit verbinden wir die individuelle mit
der universellen Energie). Nimm einige ruhige
Atemzüge und schließe langsam die Augen.

• Bringe die rechte Hand in mrgi-Mudra
(klappe Zeige- und Mittelfinger ein, kleiner
Finger, Ringfinger und Daumen sind gestreckt)
und führe diese entlang des Nasenrückens,
bis du zu den beiden weichen Einbuchtungen
(die Oberseite der Nasenflügel) kommst. Dort
verweilen deine Finger: Ringfinger und kleiner
Finger links, der Daumen rechts. Die linke Hand
bleibt in chin-Mudra. Atme tief ein und aus.

- Nach der nächsten Ausatmung verschließe sanft mit dem Daumen das rechte Nasenloch und atme links ein. Kurze Atempause. Verschließe nun mit dem Ringfinger das linke Nasenloch, öffne das rechte und atme aus. Rechts ein, dann rechtes Nasenloch wieder verschließen, links öffnen und ausatmen.

- Wiederhole nadi shodhana zu Beginn zehn- bis zwölfmal. Die Augen sind dabei immer geschlossen. Eine Runde ist vollendet, wenn du links einatmest und nach der rechten Seite wieder links ausatmest. Mit der Zeit kannst du dreimal zwölf Runden üben.

- Nach Beendigung lasse den Atem frei fließen und verweile für einige Zeit in der Stille.

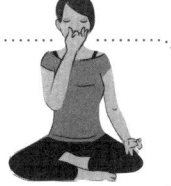

Mudra bedeutet in Sanskrit »Siegel« und ist eine symbolische Handgeste, die im indischen Tanz wie in der spirituellen Praxis und im Yoga angewendet wird.

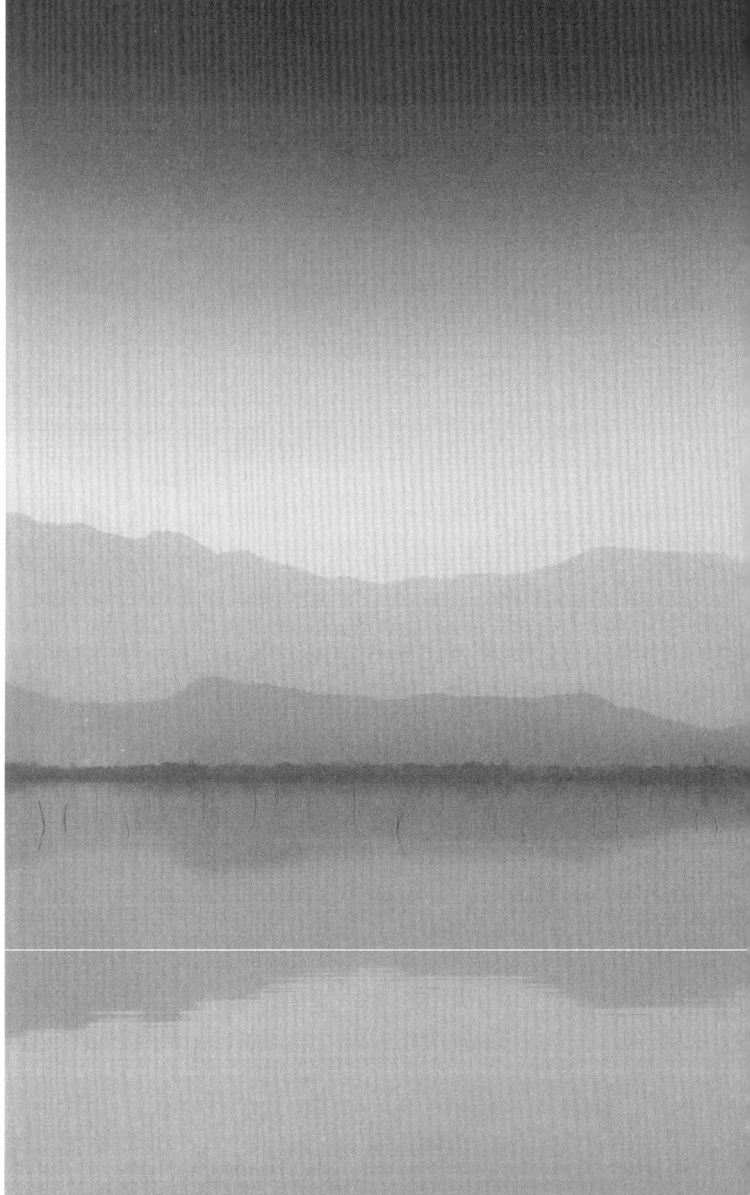

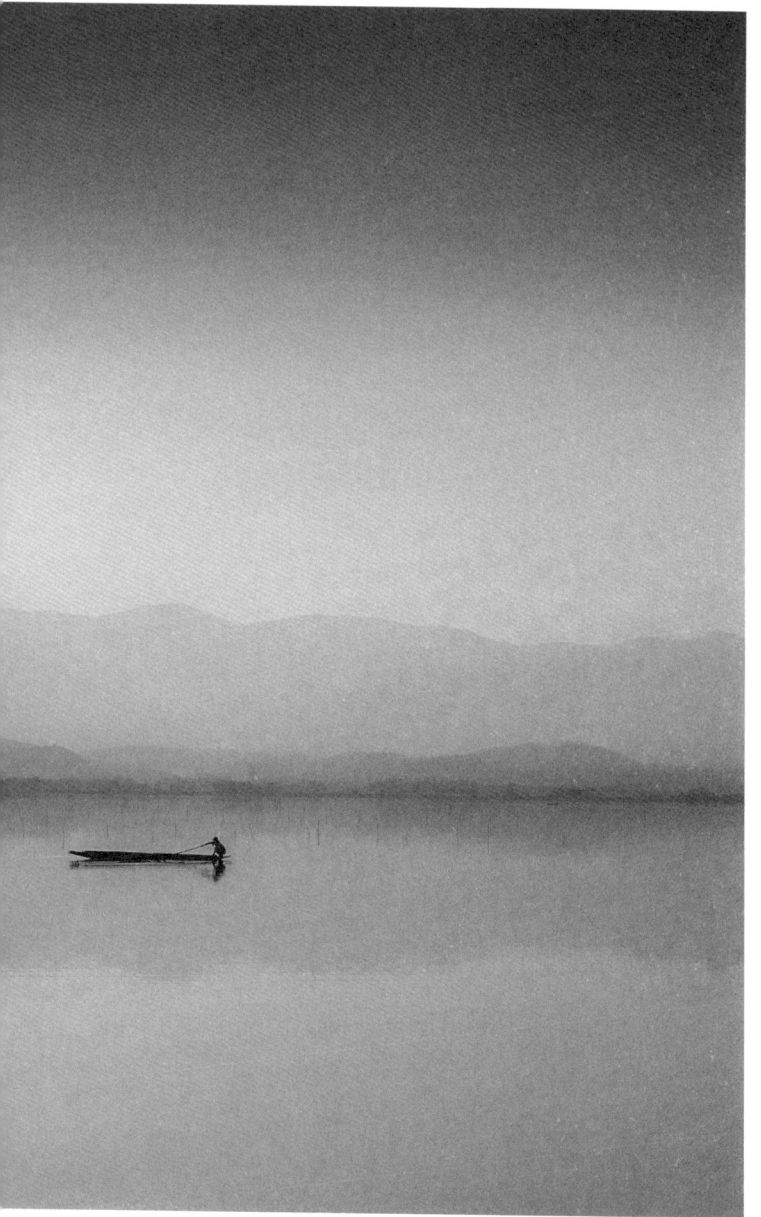

TALASANA – DIE PALME (VARIANTE I)
Konzentration, Führung, Ruhe

• Komme mit leicht geöffneten Füßen bewusst zum Stehen. Schön wäre es, wenn du diese Übung barfuß auf dem Rasen ausführen kannst. Nimm einige tiefe Atemzüge in den Bauchraum. Langsam spürst du wieder den Boden unter dir – die Erde, die dich trägt.

• Suche einen Fixpunkt vor dir auf Augenhöhe und bringe die Hände gefaltet vor deinem Brustbein zusammen – in Namaste, dem indischen Gruß. Du bist auf deinen Fixpunkt konzentriert und beobachtest zugleich deine Atmung, um ganz im Jetzt anzukommen.

• Mit der nächsten Einatmung verlagerst du dein Gewicht leicht nach vorne und hebst die Fersen vom Boden ab. Du stehst auf den Fußballen/den Zehenspitzen, wobei es nicht wichtig ist, wie hoch du kommst. Entscheidend ist es, dass die Übung ruhig ausgeführt wird und du dich stabil fühlst. Halte deinen Fixpunkt klar im Blick. Falls du instabil wirst, senke die Fersen ein wenig ab oder löse die Übung auf.

• Wenn du dich sicher fühlst, bringe mit einer weiteren Einatmung die Hände mit geschlossenen Handflächen über deinen Kopf. Schultern und Gesicht sind entspannt. Bleibe für ein paar Atemzüge in talasana.

• Dann löse die Handflächen voneinander, bringe deine Arme mit der Ausatmung gestreckt über die Seiten langsam wieder nach unten und senke die Fersen zum Boden. Augen schließen, einen Moment nachspüren. Wiederhole diese dynamische Übung sechsmal.

> Konzentriert und bewusst.
> Langsam und stabil.
> Gelassen und ruhig.

NAMASTE

Der indische Gruß Namaste und das Zusammenführen der Hände auf Höhe des Herzens steht für die Verehrung desjenigen, den wir grüßen, und zugleich verneigen wir uns vor uns selbst.

»Ich ehre den Platz in dir, in dem das gesamte Universum residiert.
Ich ehre den Platz des Lichts, der Liebe, der Wahrheit, des Friedens und der Weisheit in dir. Ich ehre den Platz in dir, wo, wenn du dort bist und auch ich dort bin, wir beide nur noch eins sind.«

Mahatma Gandhi zu Albert Einstein
über die Bedeutung von Namaste

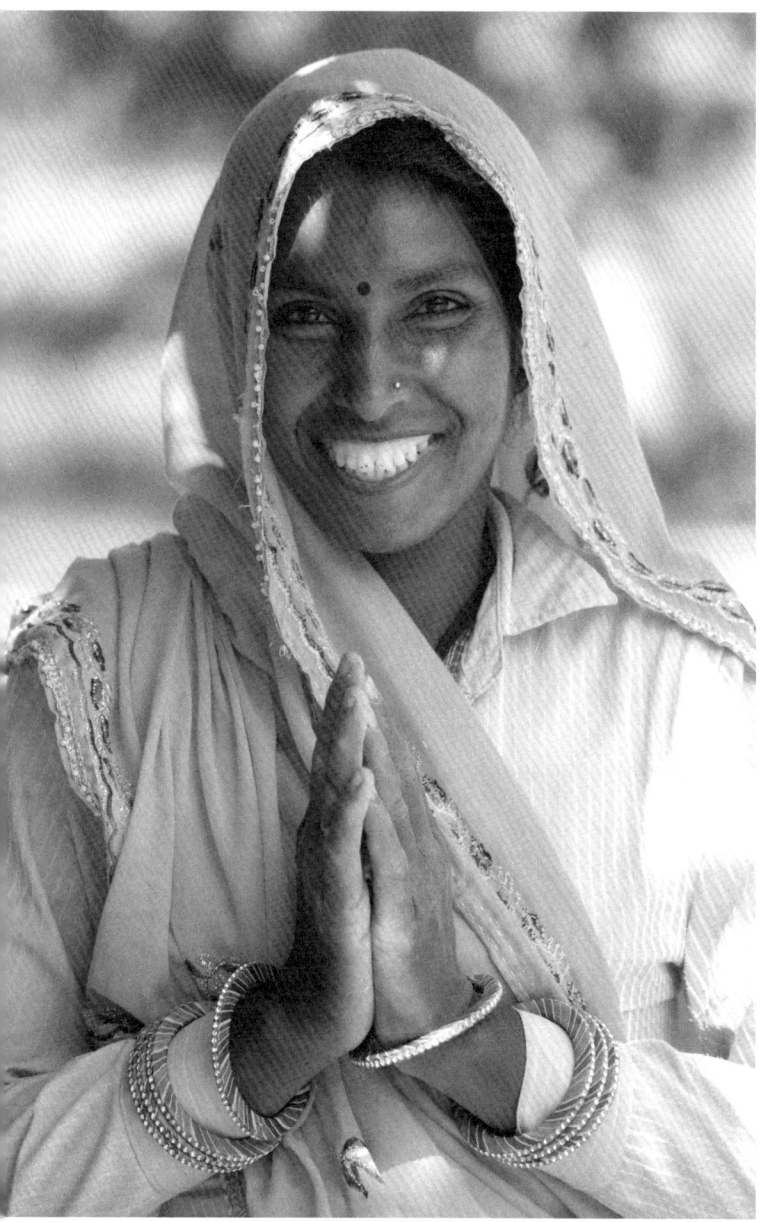

TALASANA – DIE PALME (VARIANTE II)
Yoga ist bewusstes Atmen in Bewegung

Der Atem spielt im Yoga eine essenzielle Rolle, da er dir den Moment vergegenwärtigt und du sowohl körperlich als auch geistig positive Veränderungen erwirken kannst.

• Stehe in tadasana, der Berghaltung (siehe Seite 28). Diesmal berühren sich die Füße, die Arme sind lang am Körper, die Handflächen sind leicht nach vorne aufgedreht. Atme bewusst lange ein und tief aus.

• Suche dir wieder einen Fokuspunkt. Mit der Einatmung bringst du langsam die Arme gestreckt über die Seiten nach oben und zugleich kommst du auf die Zehenspitzen.

• Die Armbewegung und das Lösen der Fersen vom Boden sollten mit dem Atem eine

Einheit bilden. Die Handflächen berühren sich sanft über deinem Scheitelpunkt, spüre den Kontakt deiner Handinnenflächen. Deine Schultern sind entspannt, das Gesicht gelöst.

• Mit der Ausatmung bringe die Arme gestreckt über die Seiten wieder nach unten neben den Körper (Handflächen bleiben nach vorne aufgedreht) und gleichzeitig senkst du deine Fersen Richtung Boden ab.

• Wiederhole diese Übung sechsmal, langsam, gleichmäßig und ruhig.

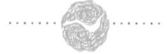

TALASANA – DIE PALME (VARIANTE III)
Vertieftes Üben mit geschlossenen Augen

Um dich in der Konzentration noch mehr zu üben, kannst du die beschriebene Variante II der Palme auch mit geschlossenen Augen ausführen. Wichtig ist es hierbei, dass du dich zu Beginn wieder mit der tiefen Ausatmung bewusst erdest.

• Dann schließe die Augen und visualisiere einen inneren Fixpunkt. Hierbei eignet sich zum Beispiel der Punkt zwischen den Augenbrauen, das sogenannte Dritte Auge, welches für Intuition steht.

• Die Bewegung der Arme und Fersen folgt dem Atem. Der Atem ist der Impulsgeber der Bewegung: Eine Bewegung wird jeweils entweder von der Ein- oder der Ausatmung eingeleitet.

Dies hilft dir in der Ausübung des Yoga, dich bewusst wahrzunehmen.

- Es kann sein, dass du anfangs sehr instabil wirst und zu schwanken beginnst. Das ist kein Problem. Erde dich wieder und beginne von Neuem. Vielleicht hebst du die Fersen erst einmal nur ein wenig vom Boden ab und übst nicht ganz so ambitioniert. Gehe sanft und geduldig mit dir um.

- Nach sechs Wiederholungen spüre mit geschlossenen Augen nach.

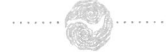

ZU VIEL
AUF EINMAL

Ninas Tag beginnt mit einigen Besorgungen, sie hat sich den Vormittag freigenommen. Sie fühlt sich richtig gut, da sie ein wunderschönes Wochenende verbracht hat, draußen in der Natur mit ihrem Hund und Freunden. Der Herbst zeigt sich von seiner schönsten Seite, wenngleich das Wetter schnell umschlagen kann. Das Farbenspiel der Blätter und die noch wärmende Sonne, die immer mal wieder durch die Bäume spitzt, lässt sie alle Sorgen vergessen. Noch zwei, drei Geschäfte und dann geht's nach

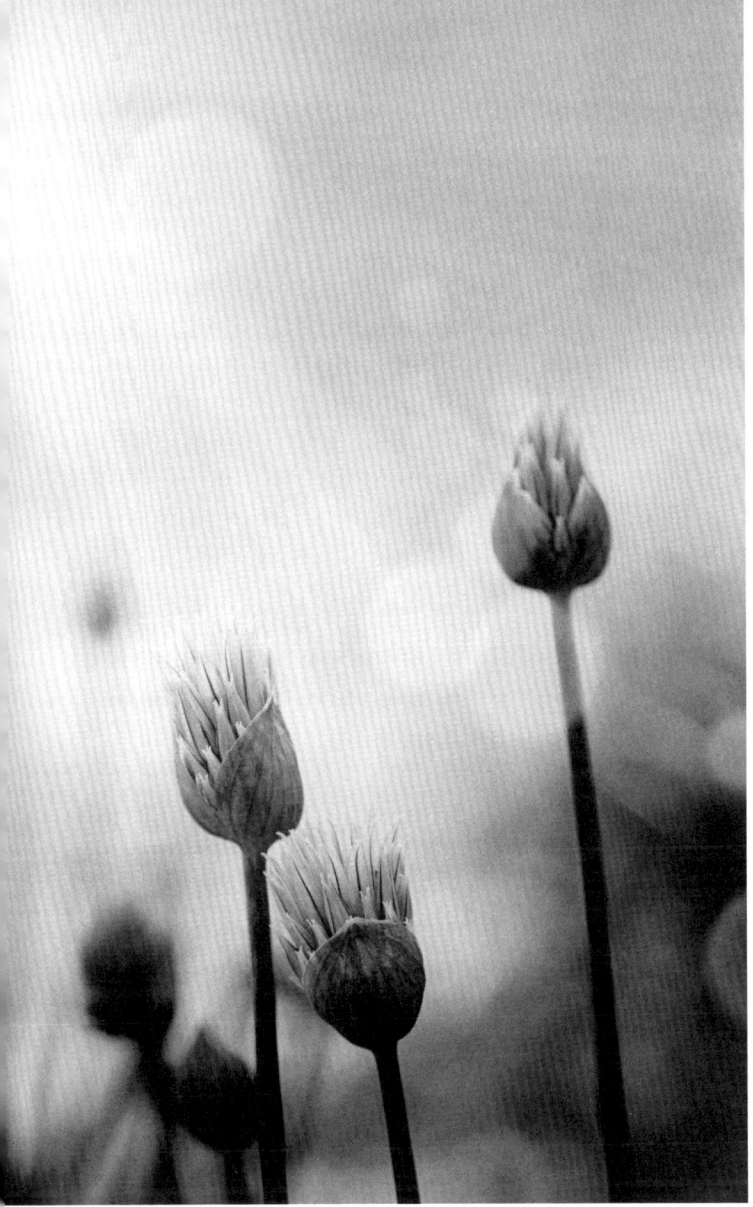

Hause. Vollbepackt macht sie sich auf den Weg zur Bushaltestelle.

Ah, da kommt er schon. Mist, das Telefon klingelt. Es ist das Büro. Sie brauchen eine Auskunft, um einen wichtigen Vorgang fertigstellen zu können. Dringend. Jetzt. Der Bus fährt Nina vor der Nase davon, die Laune gerät ein wenig ins Schwanken. Sie ärgert sich über die Kollegen, dass sie sie in ihren freien Stunden belästigen. Und sie ärgert sich über sich, dass sie nicht einfach das Telefon klingeln lassen kann, obwohl sie den Bus erwischen will. Der stechende Schmerz im Nacken bis hoch zum Kopf macht sich langsam wieder breit, weil sie versucht hat, mit den vielen Tüten und dem Telefon eingeklemmt zwischen Schulter und Ohr zum Bus zu rennen.

Langsam verdichtet sich der Himmel und graue Regenwolken ziehen auf.

UMGANG MIT SCHMERZEN UND SPANNUNG

Wenn wir lernen, unseren Körper aufmerksamer wahrzunehmen, können wir erspüren, ob wir angespannt oder entspannt sind. Häufig sind wir uns unserer Anspannung oder gar Verspannung nicht bewusst und müssen erst wieder lernen, was es bedeutet, richtig zu entspannen. Nur dann können Körper und Geist wirklich zur Ruhe kommen.

Besonders diejenigen von uns, die einer sitzenden Tätigkeit am Schreibtisch und Computer nachgehen, verkrampfen sich oftmals in folgenden Bereichen:

» Nacken
» Schultern
» Oberer Rücken
» Unterer Rücken

Die Folge sind oft stechende Schmerzen in diesen Regionen. Nicht selten strahlen diese dann so weit aus, dass wir Kopfschmerzen bekommen oder einen permanenten Spannungs-schmerz im Oberkörper verspüren, der schon leichte Bewegungen fast unmöglich macht. Spätestens jetzt ist es an der Zeit, sich bewusst zu entspannen. Dies geht sowohl im Büro als auch zu Hause. Die folgenden Übungen kannst du auf der Yogamatte ebenso machen wie auf dem Stuhl.

Gehe vorsichtig und sanft mit deinem Körper um. Versuche herauszubekommen, ab wann eine Dehnung in einen Schmerz übergeht. Vermeide auf jeden Fall zusätzlichen Schmerz. Außerdem ist es wichtig, dass du deinen Körper schrittweise an eine Steigerung der Dehnung und der Intensität der asanas heranführst. Körper und Geist wollen die Funktion und Auswirkung der einzelnen Übungen langsam erleben. Nur dann sprechen wir von Yoga, dem bewussten Tun und Sein.

BRAHMA MUDRA

Zum Entspannen des Nackens

Wenn du im Büro übst, schiebe deinen Stuhl so weit vom Tisch weg, dass du etwas Platz um dich herum hast. Schalte möglichst Computer und Telefon aus oder die Mailbox an.

• Setze dich bequem auf deinen Stuhl und achte darauf, dass dieser stabil bleibt. Die Füße haben guten Kontakt mit dem Boden. Deine Hände liegen entspannt auf den Oberschenkeln, der Oberkörper ist aufgerichtet – so weit, wie es ohne Schmerzen für dich geht. Falls dies zu anstrengend ist, setze dich aufrecht hin und lehne dich an.

• Nimm einige tiefe, bewusste Atemzüge. Jetzt ist Zeit für dich.

- Mit der nächsten Einatmung richte dich noch einmal bis zum Scheitelpunkt bewusst auf, mit der Ausatmung neige den Kopf sanft nach vorne, Einatmung zurück zur Mitte, mit der nächsten Ausatmung nach hinten.

- Einatmen zurück zur Mitte, mit der Ausatmung drehe den Kopf langsam nach rechts (den Kopf dabei nicht neigen). Kurze Pause. Mit der nächsten Einatmung zurück zur Mitte, mit der nächsten Ausatmung nach links drehen. Einatmen und wieder zurück zur Mitte.

- Lege eine kurze Pause ein, dann kannst du diese Übung noch einige Male wiederholen. Es ist wichtig, Brahma Mudra langsam und bewusst auszuführen und nach jeder Position immer kurz innezuhalten. Gerne kannst du deine Augen schließen.

- Mit der Zeit wirst du spüren, dass die Beweglichkeit deines Kopfes zunimmt, dass sich dein Nackenbereich entspannt und sich weicher und flexibler anfühlt.

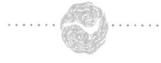

Die Übung scheint auf den ersten Blick
sehr schlicht, sie kann jedoch
tief wirken, vor allem,
wenn du dir wirklich Zeit nimmst.

SCHULTERMOBILISATION
Schmerzlösend und befreiend

- Sitze auf dem Stuhl und bringe dich mit einigen bewussten Atemzügen in diesen Augenblick. Die Füße sind mit dem Boden verbunden, die Wirbelsäule ist aufgerichtet.

- Bringe die Fingerspitzen der linken Hand auf die linke, die der rechten Hand auf die rechte Schulter und führe die Ellbogen vor deinem Brustkorb zusammen. Beginne langsam, Ellbogen und Arme nach oben und hinten zu kreisen, die Fingerspitzen halten Kontakt mit den Schultern. Beschreibe einen großen, ausladenden Kreis mit den angewinkelten Armen.

Schulterschmerzen können vielfältige Ursachen haben. Bei andauernden Schmerzen und Schultersteifheit solltest du dich auf jeden Fall untersuchen lassen.

• Achte darauf, dass du nicht die Schultern nach oben ziehst, sondern die Rotation aus den Schultergelenken heraus stattfindet. Es kann sein, dass es ein wenig in den Schultern knirscht. Falls dies nicht zu extrem ist, brauchst du dir keine Gedanken zu machen. Eine Runde ist beendet, wenn du die Ellbogen wieder vor dem Körper zusammengeführt hast. Wiederhole sechs- bis zwölfmal.

• Danach übe die andere Richtung: Fingerspitzen auf die Schultern, Ellbogen vorne schließen und du beginnst die Kreisbewegung diesmal nach unten hinten und bringst die Ellbogen über oben wieder nach vorne.

• Nach je sechs bis zwölf Wiederholungen kreise deine Schultern mit herabhängenden Armen leicht nach vorne, dann nach hinten. Schließe die Augen und spüre ein wenig nach.

RÜCKEN IN BEWEGUNG

Frei von Blockaden

Da wir häufig viel zu viel Zeit im Sitzen verbringen, ist es nicht leicht, Geschmeidigkeit und Flexibilität im Rücken zu bewahren. Diese Übung kann helfen.

- Sitze bequem auf einem Stuhl, die Wirbelsäule aufgerichtet. Deine Hände liegen auf den

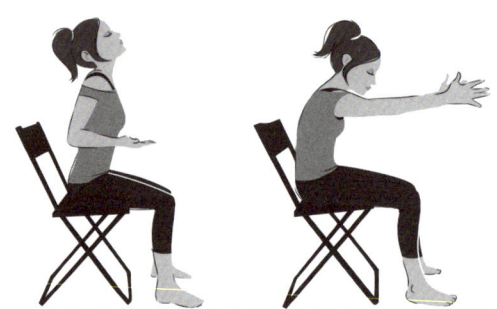

Achte darauf, dass du Schultern und Nacken bei den Bewegungen nicht anspannst, sondern bewusst entspannst.

Oberschenkeln. Drehe die Handflächen nach oben und hebe die Unterarme einige Zentimeter an, jeder Arm bildet nun einen rechten Winkel, die Unterarme befinden sich parallel zum Boden.

- Mit der nächsten Einatmung ziehe die Ellbogen nah am Oberkörper nach hinten, sodass sich der Brustkorb weitet und du leicht ins Hohlkreuz kommst. Schulterblätter zusammenführen, den Kopf leicht nach hinten neigen.

- Mit der nächsten Ausatmung führe die Arme am Körper entlang nach vorne und mache den gesamten Oberkörper rund. Die Arme sind nun ausgestreckt, schulterbreit geöffnet, die Handflächen schauen sich an, Schultern gelöst.

- Wiederhole dies mindestens sechsmal, langsam und mit der Atmung gehend. Danach kurz nachspüren.

SITZENDE DREHHALTUNG

Für ein flexibles Sein

Im Alltag drehen wir unsere Wirbelsäule sehr selten. Bewusst drehen wir uns, wenn überhaupt, beim Einparken, und dann ist dies nicht selten schmerzhaft oder nur unter Anstrengung möglich. Diese Drehhaltung erhöht Flexibilität und Beweglichkeit im Rücken.

• Für diese Übung brauchst du etwa zwei Meter Platz um dich herum, du sitzt dabei aufrecht, am besten auf einem Stuhl ohne Armlehnen (mit geht aber auch). Lege die Hände auf deine

Bei den Drehhaltungen ist es wichtig, die Wirbelsäule vor der Drehung aufzurichten. So schaffst du Raum zwischen den Wirbelkörpern. Mit der Einatmung aufrichten und erst mit der Ausatmung in die Drehung gehen.

Oberschenkel, die Handflächen nach oben.
Die Finger sind leicht gestreckt und gespreizt
(nicht verkrampft).

- Mit der nächsten Einatmung führe deine
Arme gestreckt über die Seiten nach oben bis
über den Kopf. Die Handflächen berühren sich,
hier kurz innehalten, dabei die Schultern
entspannen und lösen.

- Mit der Ausatmung drehst du dich nach
links auf, sodass du eine leichte Drehung im
oberen Teil des Rückens, der Brustwirbel-
säule, erwirkst. Gleichzeitig mit dieser
Bewegung sinken deine Arme gestreckt
nach unten, bis deine linke Hand schließlich

Drehhaltungen können sowohl einen Perspektiv-
wechsel wie eine gesunde Entschlackung
anregen. Durch eine bewusste Bauchatmung bei
den Drehhaltungen werden Gifte aus deinem Körper befördert.

an der Rückseite der Lehne landet, deine rechte Hand an der Außenkante des linken Knies. Dein Kopf befindet sich in Verlängerung der Wirbelsäule (nicht weiter drehen).

• Schließe deine Augen und führe den Atem bewusst in den Bauchraum. Nimm wahr, wie sich bei der Einatmung die Bauchdecke nach außen wölbt und bei der Ausatmung passiv wieder zurückzieht. Bleibe für einige Atemzüge in dieser Position.

• Mit der nächsten Einatmung strecke deine Wirbelsäule aus dem unteren Rücken nach oben, mit der Ausatmung komme langsam mit dem Oberkörper wieder zurück zur Mitte. Die Arme dabei wieder in die Ausgangsposition bringen und zwischenatmen.

• Übe nun die andere Seite, genauso bewusst und langsam.

»DER WEG DES YOGA

IST EINZIGARTIG.

YOGA IST EINZIG UND ALLEINE

EINE ERFAHRUNG,

UND DIE MUSS MAN ERLEBEN,

UM SIE ZU KENNEN.«

Patanjali

Nachdem sich Nina, endlich zu Hause angekommen, zehn Minuten für diese Übungen Zeit
genommen hat, fühlt sie sich schon besser. Erst
als sie die Augen öffnet, wird ihr bewusst, dass
sie nicht einmal an die Arbeit gedacht hat,
sondern ganz bei sich und dem Üben war.
Erfreulicherweise sind die Nackenschmerzen so
gut wie weg und sie fährt mit neuem Elan in die
Arbeit.

Auf dem Heimweg wird ihr klar, dass sie mehr
auf sich achten möchte. Nina reflektiert noch
einmal über ihren Tag und versteht nun auch
die Zusammenhänge zwischen ihrem Stress und
den mentalen und körperlichen Blockaden. Für
morgen nimmt sie sich vor, mehr Ruhephasen
einzulegen und sich zeitlich nicht so unter
Druck zu setzen. Mit Ashinka, ihrem Hund,
dreht sie eine Extrarunde, denn die Gewitter-
wolken haben sich verzogen – ach – und die
Kopfschmerzen auch.

VERÄNDERUNG, WACHSTUM UND LOSLASSEN

In der heutigen Zeit neigen wir dazu, uns mit vielen Reizen zu überhäufen. Zu viel, zu groß, zu laut, zu schnell sind häufig die Angebote dessen, was wir konsumieren. Ständig sind wir unterschiedlichen Ablenkungen und Versuchungen ausgesetzt. Selten lösen wir uns von Handy, Computer oder Fernseher. Selbst sportliche Aktivitäten werden oft noch mit Musik, Unterhaltung oder visueller Ablenkung angereichert. Kaum jemals sind wir fokussiert auf unser Tun – und noch seltener auf unser Sein. Unser

Gehirn ist immer auf Empfang ausgerichtet und weiß bald nicht mehr, wie Abschalten geht. In diesem ständigen »overload« ist es nicht leicht, das Wesentliche zu erkennen.

Das Wichtigste im Leben
ist wohl zu erkennen und wahrzunehmen,
wer wir in der Tiefe sind.

Doch bis wir dahin kommen, liegt oft ein weiter Weg mit vielen Nebenpfaden, Ablenkungen und Umwegen vor uns. Wenn es um Selbsterkenntnis geht, wird es uns unterstützen, das Folgende zu verstehen:

Wahrhaftiges Erkennen geht immer einher mit Veränderung. Stillstehen bedeutet Stillstand und dies kann zu einer Verhärtung der eigenen Emotionen und des eigenen Seins führen. Sicher können Veränderungen erst einmal unangenehm sein oder uns verunsichern. Doch wenn wir Veränderungen vermeiden wollen, werden wohl

Kontrolle, Strenge und Ängste unsere Wegge-
fährten sein. Wenn wir uns aber für Erlebnisse
und Veränderungen öffnen, sind immer öfter
Freude und Freiheit unsere Wegbegleiter. Es ist
an uns, unseren Weg zu wählen und zu ent-
scheiden, wie wir unser Leben verbringen
wollen.

Der größte Yogi im Hinduismus kann uns dabei
vielleicht einen Impuls geben. Es ist Lord Shiva,
der eine Hauptgottheit in der indischen Weltan-
schauung darstellt. Neben Brahma, dem Schöp-
fergott, und Vishnu, dem Gott der Erhaltung,
steht Shiva für Zerstörung und Erneuerung.
Alle drei bilden die Trinität.

Wenn wir dies nun auf unser Leben und unser
Sein übertragen, geht es darum zu verstehen,
dass nur, wenn wir Gewohnheiten, Gedanken
und Gefühle loslassen, die Möglichkeit der
Veränderung, der Erneuerung gegeben ist.

Im Yoga können wir das Loslassen ganz konkret
üben. Besonders die Vorbeugen helfen,
hingebungsvoll in unsere Welt einzutauchen.

SHIVA

auch Maha Yogi (der große Yogi) genannt,
repräsentiert wie kein anderer den Zyklus
des Lebens und bringt uns unsere
eigene Vergänglichkeit in Erinnerung.
So steht dieser für die Quelle der
Schöpfung, die ohne Zerstörung einen
Lebenszyklus nicht neu entstehen lassen
kann. Shiva repräsentiert die Auflösung,
gefolgt von der Erneuerung.

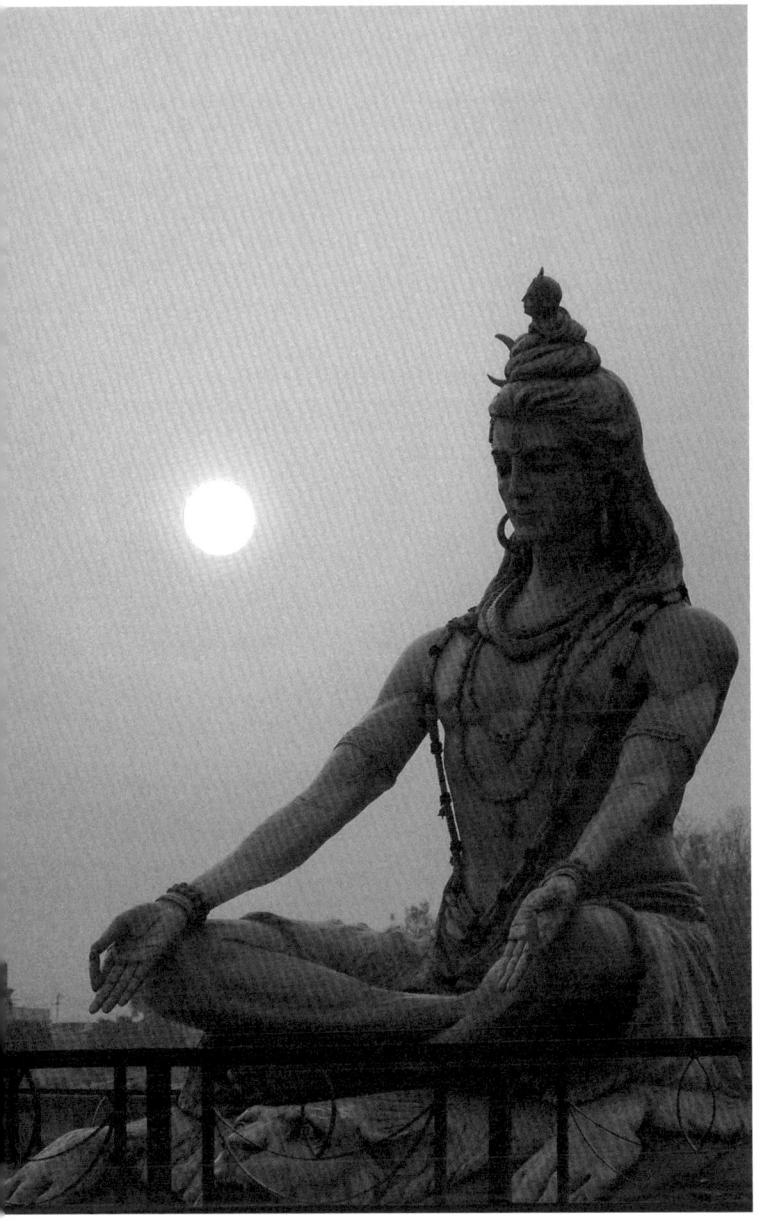

BALASANA – KINDPOSITION

Hingeben und loslassen

Die Kindposition bietet sich besonders an, wenn du den Rücken entlasten und ganz loslassen willst.

• Komme im hinteren Drittel auf deiner Yogamatte in den Fersensitz. Nimm einige bewusste Atemzüge, um hier in dieser Position bei dir anzukommen. Falls du Knieprobleme hast oder deine Fußrücken schmerzen, lege bitte eine Decke unter. Manche fühlen sich so entspannt in dieser Haltung, dass sie vrajasana, den Fersensitz, auch zur Meditation einnehmen.

• Richte deine Wirbelsäule mit der nächsten Einatmung aus dem unteren Rücken heraus auf. Achte darauf, dass du nicht ins Hohlkreuz kommst.

- Mit der nächsten Ausatmung neige deinen Oberkörper langsam nach vorne, bis deine Stirn am Boden aufliegt. Die Arme kommen entlang deiner Beine zum Liegen, Handflächen blicken nach oben.

- Mit jeder Ausatmung sinkst du tiefer in den Boden und lässt alles los – vor allem den Schulterbereich, unteren Rücken und Beine. Auch deine Gedanken kannst du nun loslassen. Hier ist nichts mehr zu tun, als dich ganz der Erde hinzugeben, mit Demut, Vertrauen und Dankbarkeit.

- Bei Knie- oder Fußristproblemen kannst du den Oberkörper auch auf ein großes Polster oder Kissen ablegen.

Beleibtere Yogis können gerne die Knie vorne leicht öffnen, die Fäuste wie einen kleinen Turm übereinander bringen und die Stirn auflegen.

DANDASANA – STOCKSITZHALTUNG

Aufrichtigkeit im Jetzt

Vorwärtsbeugen (siehe Seite 100) sind in ihrer Ausführung recht komplex, bitte lass dir Zeit beim Üben. Um gesund in die Vorwärtsbeuge gehen zu können, ist es wichtig, immer erst die Wirbelsäule aufzurichten und im gesamten Oberkörper Länge zu schaffen. Das kannst du in dandasana gut üben.

• Sitze am Ende deiner Yogamatte, gerne am Rand einer mehrfach gefalteten Decke. Das hilft dabei, dass das Becken leicht nach vorne kippt, damit kannst du den Rücken entspannter aufrichten. Deine Beine sind gerade ausgestreckt und geschlossen. Bringe die Füße in die »Flex«-Position (schiebe die Fersen von dir weg, ziehe die Fußriste zu dir heran, dabei bleiben die Zehen entspannt, siehe Illustration 1 auf Seite 100).

- Richte nun den Oberkörper aus dem unteren Rücken heraus auf. Das Brustbein zeigt leicht diagonal nach oben, dein Herz ist geöffnet. Liebe kann einströmen, Liebe kann ausströmen. Deine Hände liegen entspannt neben den Hüften.

- Bleibe für einige Atemzüge in dieser herausfordernden Haltung. Du wirst deine Oberschenkel, deinen Rücken und deine Hüften spüren. Achte darauf, dass du die Oberschenkelmuskeln nicht zu sehr anspannst, hier kann schnell eine Verkrampfung aufkommen.

- Mit der nächsten Ausatmung löse die Anspannung in den Beinen und im Oberkörper und lasse dich entspannt nach vorne hängen, die Füße fallen nach außen.

- Spüre eine Weile nach und wandere dabei mit der Aufmerksamkeit durch deinen Körper. Wo immer du noch auf Anspannung triffst, löse sie mit der Ausatmung.

PASHIMOTTANASANA –
SITZENDE VORWÄRTSBEUGE

Mit der Ausatmung tiefer eintauchen

• Komme wieder in dandasana, die Stocksitz-haltung – aufgerichtet und wach (siehe Seite 99). Die Erdung spürst du über dein Gesäß, deine Beine und deine Fersen.

• Mit der nächsten Einatmung bringe deine Arme gestreckt über vorne nach oben (nicht die Schultern nach oben ziehen), schaffe Länge in der Wirbelsäule. Die Muskeln des unteren

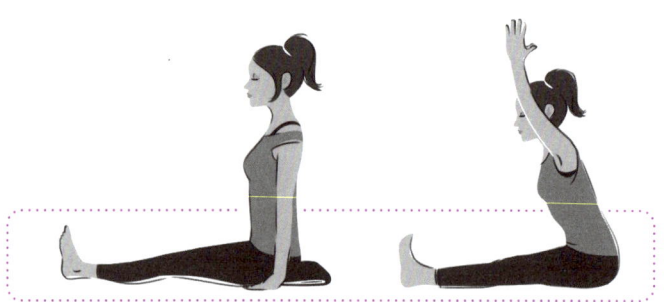

Rückens helfen dir dabei. Denke daran, dass dein Brustbein diagonal nach vorne und oben zeigt und somit dein Herzraum schön geöffnet ist.

- Mit der nächsten Ausatmung neige dich leicht nach vorne. Die Bewegung erfolgt aus dem unteren Rücken heraus und beschreibt eher eine Diagonale nach vorne oben als nach unten.

- Bleibe wenn möglich sechs bis zwölf Atemzüge in dieser anstrengenden Haltung. Fortgeschrittene können gerne mit Ujjayi-Atmung üben. Achte darauf, dass du dich nur so weit nach vorne neigst, wie dein Rücken gerade bleibt. Die Arme befinden sich in Verlängerung deines Oberkörpers.

- Mit der nächsten Ausatmung die Arme langsam absenken. Versuche nun, noch tiefer in die Vorwärtsbeuge zu gelangen. Dabei geht der Weg deines Oberkörpers erst nach vorne, noch nicht so sehr nach unten. Entsprechend ist der

Rücken noch lang. Die Beine sind gestreckt, die Füße bleiben flex.

- Mit jeder Ausatmung sinkst du tiefer ein, langsam kann sich nun dein Rücken auch etwas runden. Praktiziere nicht mit Kraft und Druck, sondern lasse dich von deiner Ausatmung und der Schwerkraft unterstützen.

- Wenn du es vermagst, dann halte deine Beine und Füße weiterhin unter Spannung. Wenn nicht, beuge deine Beine ein wenig. Versuche aber die Länge des Oberkörpers zu halten. Deine Augen sind geschlossen.

- Je nachdem, wie du dich in der sitzenden Vorwärtsbeuge fühlst, wählst du, wie lange du

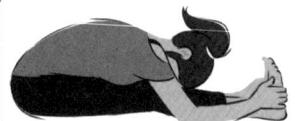

Nimm dir Zeit, dich zu vertiefen.
Mit jeder Ausatmung lässt du
mehr und mehr los.
Alles ist gut – im Hier und Jetzt.

diese halten möchtest. Gerne kannst du hier einige Minuten mit dir selbst verweilen.

- Bereite dich dann vor, langsam wieder zurückzukommen. Bringe deine Arme parallel zu deinen Beinen, mit der nächsten Einatmung und langem Oberkörper richtest du dich auf. Mit der Ausatmung die Arme absenken und die Hände hinter dir aufsetzen. Deinen Oberkörper kannst du nun durchhängen lassen. Entspannen. Augen schließen.

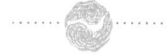

Vorwärtsbeugen werden in der Regel länger gehalten, da wir dadurch eine intensivere Wahrnehmung unseres Körpers und unserer Empfindungen erreichen.
Nicht selten lösen sich Emotionen.

VON ÄUSSERER
ZU INNERER RUHE

Es ist kalt geworden über Nacht. Der Winter
macht sich langsam bemerkbar, ein feiner
Puderzucker hat sich über die Felder gelegt.
Nina nimmt die Umgebungsgeräusche leiser als
sonst wahr und auch die Geschwindigkeit der
vorbeiziehenden Autos scheint reduziert zu sein.
Selbst Ashinka hat es nicht so eilig, ihrem
morgendlichen Spurenlesen nachzugehen.
Das Jahr neigt sich dem Ende zu und traditio-
nellerweise wird sich Nina ein wenig zurück-
ziehen, um es Revue passieren zu lassen.

Glücklicherweise hat sie sich zwischendurch immer mal wieder für ein Wochenende Zeit nehmen können, um einige weiterführende Yoga-Workshops belegen zu können. Sie spürt, wie Yoga mehr und mehr in ihren Alltag einzieht und sie sich nicht mehr nur auf der Yogamatte als Yogi fühlt. Die philosophischen Ansätze, die ihre Yogalehrerin ab und zu in den Unterricht mit einfließen lässt, helfen ihr, sich besser zu verstehen und sich dadurch eher annehmen zu können. Manchmal hat sie das Gefühl, dass sie in diesem Jahr irgendwie weitergekommen ist und ihr das Leben nicht mehr so schwer erscheint. Am Abend möchte sie mit der Besinnung beginnen.

BESINNUNG BEGINNT MIT KONZENTRATION

Um sich konzentrieren zu können, müssen wir erst einmal verstehen, wie unser Geist arbeitet. Generell sollte sich der Geist möglichst nicht mit mehreren Dingen, Objekten oder Gedanken gleichzeitig beschäftigen. Das geschieht jedoch häufig, wir sind uns dessen aber eher selten bewusst, da unser Geist in einer unvorstellbaren Geschwindigkeit Objekte wahrnehmen, Situationen interpretieren oder Gedanken formulieren kann. Dies ist sozusagen der uns vertraute »Normalzustand«. Dabei war unser Geist nicht immer so. Als Kinder waren wir so tief in unser Spiel oder in unsere Fantasiewelt versunken, dass jegliche Ansprache oder Aufforderung von außen an uns abprallte. Entsprechend sind Kinder wunderbare Lehrmeister, da sie im Moment leben.

Ein weiterer Aspekt, der es uns schwer macht, den Fokus zu halten, ist die Arbeitsweise unserer Sinne, die sich sehr leicht ablenken lassen. Häufig lassen wir uns von unseren Sinneswahrnehmungen leiten, nicht selten werden wir von ihnen sogar fehlgeleitet. Einen stetig wandernden Geist können wir beispielsweise mit der folgenden Konzentrations- und Reinigungsübung beruhigen.

TRATAK – AUGENREINIGUNGSÜBUNG UND MEDITATIONSTECHNIK

Der konzentrierte Blick auf eine Flamme

Tratak gehört zu den Kriyas (Reinigungsübungen). Es wird in einigen Yogatraditionen unterrichtet und findet zudem im Ayurveda seine Anwendung. Die Übung fördert Konzentration und Aufmerksamkeit. Durch den festen Blick auf einen Fixpunkt soll die Einpünktigkeit oder das Einsgerichtetsein des Geistes erreicht werden.

• Richte deinen Raum, in dem du Tratak üben möchtest, so her, dass du genügend Ruhe und Wärme hast. Es wäre gut, vor dieser Meditation kurz durchzulüften.

• Finde einen Sitz für dich, in dem du bequem für zehn bis fünfzehn Minuten verweilen kannst, beispielsweise auf einem Stuhl, einem

Meditationskissen, einer Meditationsbank oder einer Decke.

- Bereite eine Kerze vor, die etwa einen Meter vor dir auf Augenhöhe aufgestellt werden kann und eine ruhige, nicht flackernde Flamme abgibt. (Tipp: Meistens sind die ganz billigen Kerzen hierfür nicht geeignet.)

- Fenster und Türen sollten geschlossen sein, um einen Luftzug zu vermeiden. Der Raum sollte leicht abgedunkelt, wenn nicht sogar fast ganz dunkel sein. Es wäre irritierend, würde irgendwo ein Licht blinken, daher solltest du es möglichst verdecken.

- Nun zünde die Kerze an und richte dich in deinem Meditationssitz ein. Wer auf dem Boden sitzt, kann entweder im Schneidersitz, Lotossitz oder im Fersensitz verweilen.

- Nimm einige tiefe, lange, bewusste Atemzüge, blicke dabei noch nicht in die Flamme. Komme zur Ruhe und bereite dich so mental auf die Übung vor. Führe nun langsam den Blick auf die Kerze.

- Wichtig ist nun, dass du in den unteren Teil der Flamme blickst, ohne zu blinzeln. Diesen Fokus solltest du für ein bis zwei Minuten halten. Falls du blinzeln musst, ist dies auch kein Problem. Wir stehen ja erst am Anfang unserer Übung.

- Versuche, die Konzentration so gut wie möglich auf der Flamme zu halten. Es kann sein, dass sich Tränenflüssigkeit bildet. Dies ist wunderbar für die Augenreinigung.

> Durch das Fixieren des Kerns der Flamme wird Tränenflüssigkeit produziert. Dies dient der Augenreinigung und verbessert die Sehkraft. Zudem werden Konzentration und Aufmerksamkeit gestärkt.

- Nach etwa ein bis zwei Minuten schließt du die Augen und spürst nach. Es werden möglicherweise Bilder auftauchen. Vor deinem geistigen Auge können die Form der Kerze, Farbkreise oder auch spirituelle Wesenheiten erscheinen. Alle Bilder sind in Ordnung. Versuche nicht zu viel hineinzuinterpretieren, sondern sie einfach als das wahrzunehmen, was sie sind: visuelle Erscheinungen.

- Bleibe für mindestens zehn bis zwölf Minuten in der Stille und spüre nach. Dann öffne langsam die Augen und gib dir genügend Zeit, wieder zurückzukommen.

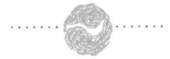

DER URKLANG DER SCHÖPFUNG

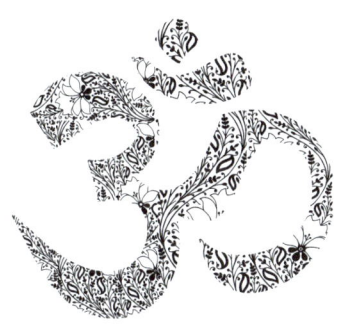

OM taucht zum ersten Mal in den heiligen Schriften Indiens, den Upanishaden (700–200 v. Chr.), auf. Die Upanishaden sind eine Sammlung philosophischer Texte des Hinduismus.

OM verkörpert den Urklang der Schöpfung. In den vedischen Schriften wird das OM auch als A – U – M dargestellt.

Aus den Buchstaben A – U – M ist das Sanskrit-Alphabet entstanden. Sanskrit, die altindische Sprache, wird als heilige, reine Sprache bezeichnet. Jeder ausgesprochene Buchstabe tritt an einem bestimmten Teil deines Körpers in Resonanz.

In vielen yogischen Traditionen wird oftmals zu Beginn oder am Ende einer Yogastunde das OM gechantet. (Chanten ist das Rezitieren von Mantren/heiligen Silben oder Versen.) Durch die entstehende Vibration wird eine schöne energetische Verbindung unter den Teilnehmern hergestellt.

Wenn du alleine chantest, wirst du eine tiefe Resonanz in dir selbst erfahren. Dies ist die Vereinigung mit der Göttlichkeit in dir.

OM als universeller Klang bringt durch das Tönen Körper, Geist und Seele in eine Einheit.

OM – DAS HEILIGSTE ALLER MANTREN

Der Urklang bringt dich zu dir

- Finde einen bequemen, aufrechten Sitz und schließe die Augen. Bringe dich mit einigen bewussten Atemzügen in diesen Moment und bereite dich für das Erfahren des OM vor.

- Lege die rechte Hand oberhalb des Bauch-nabels auf den Oberbauch, hier wirst du das A wahrnehmen. Atme tief ein, mit der Ausatmung tönst du ein offenes, langes A.

- Als Nächstes bringe die linke Hand mit einem sanften Druck auf deine Brust – dies ist der Resonanzpunkt für das U. Atme tief ein und spitze leicht deine Lippen. Mit der Ausatmung chantest du ein langes U.

- Als Letztes bringe die rechte Hand auf den Scheitelpunkt in der Mitte deines Kopfes. Übe auch hier leichten Druck aus. Atme tief ein, mit der Ausatmung schließt du sanft deine Lippen und tönst ein langes M.

- Wiederhole diese Abfolge einige Male. Mit der Zeit kannst du vielleicht wahrnehmen, wie die Töne eine leichte Schwingung in deinem Körper erzeugen.

- Nun verbinde die drei Buchstaben A – U – M harmonisch miteinander. Du kannst die Positionierung deiner Hände dazunehmen oder dich ganz auf das Tönen konzentrieren. Atme tief ein, beginne wieder mit dem offenen A und gehe fließend über in das U. Das letzte Drittel deines Atems befüllst du während der Ausatmung mit einem tiefen M. Wenn du möchtest, wiederhole dies einige Male.

- Als letzten Schritt verschmilzt du A – U – M zu OM. Vermeide Druck im Hals oder Kehlkopf, chante mehr aus dem Bauch heraus.

Schließe die Augen, atme tief ein und mit der Ausatmung chante ein langes OM.

- Du kannst dies dreimal laut, dreimal leise und dreimal still (mental) wiederholen.
Dann der Vibration mit geschlossenen Augen nachspüren. Genieße das Nachhallen des universellen Klangs in der nun eintretenden Stille.

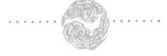

IST DAS LICHT ENTZÜNDET

Yoga kann uns in vielerlei Hinsicht unterstützen. »Ist das Licht einmal entzündet, erlischt es nicht mehr.« Dies hat einer der bedeutendsten Yogameister dieser Zeit verkündet, B.K.S. Iyengar. So ist Yoga eben viel mehr als körperliche Ertüchtigung, sondern es kann uns helfen, unseren Geist und unser eigenes Wirken besser zu verstehen. Es würde mich freuen, wenn dir Nina mit ihrem Einblick in ihr Leben und die daraus abgeleiteten Übungen Impulse gegeben hat. Impulse, die dir helfen, deinen Alltag, deine Aufgaben und zuletzt dich selbst auf neue Weise zu erleben. Vielen Menschen eröffnet sich so die Möglichkeit, einen leichteren und zufriedeneren Umgang mit sich und ihren Mitmenschen zu finden. Wer lernt, den eigenen Körper besser zu verstehen und ihn auch anzunehmen, macht einen bedeutenden Schritt zu einem bewussteren Leben. Dieses Bewusstsein führt uns weiter zu unserer mentalen und emotionalen Ebene. Das achtsame Führen unseres Atems sowie Konzentrationsübungen und Meditation ermöglichen uns einen tieferen Einblick in unsere Seele, unser Sein.

Und dies ist der Ort, wo wir uns selbst finden.

Om shanti

Namaste

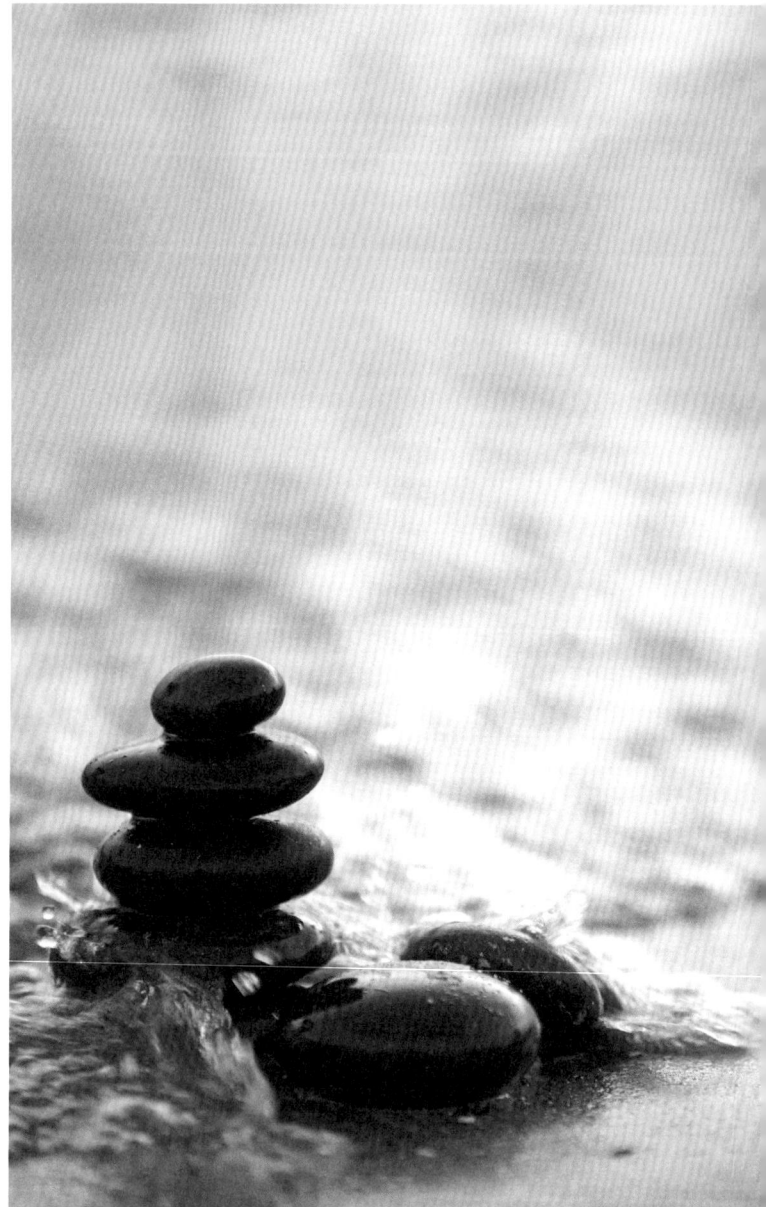

Bildnachweis

S. 2 Photocase/helixgames; S. 8/9 Photocase/Christophe Papke; S. 20 Photocase/felix.schm; S. 25 Fotolia/andreiuc88; S. 46/47 Fotolia/sanderstock; S. 64/65 Shutterstock/F16-ISO100, S. 85: Mauritius/Tim Graham; S. 75 Shutterstock/mythja; S. 95 Fotolia/shivedi; S. 118 Shutterstock/Africa Studio

JETZT IST DIE BESTE ZEIT FÜR VERÄNDERUNG

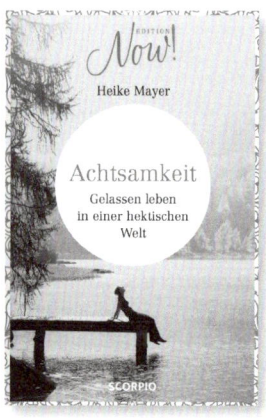

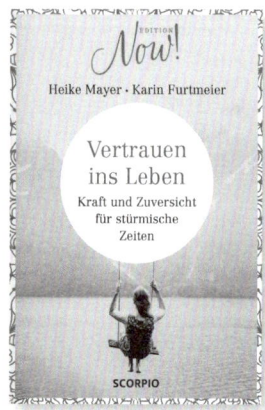

ISBN 978-3-95803-149-4   ISBN 978-3-95803-151-7

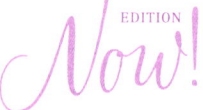